LA

DOCTRINE MÉDICALE

HOMŒOPATHIQUE

EXAMINÉE SOUS LES RAPPORTS

THÉORIQUE ET PRATIQUE.

Croire tout découvert est une erreur profonde;
C'est prendre l'horizon pour les bornes du monde.

LEMIERRE.

Monsieur, de grâce écoutez.... peut-être après m'avoir entendu,
Changerez-vous d'avis.
— Et si je ne veux pas, moi, changer d'avis ?
— Oh ! en ce cas, c'est bien différent.

Un très vieux livre.

La plupart des grandes découvertes ont commencé par paraître absurdes ; et l'homme de génie ne fera jamais rien s'il a peur des plaisanteries : elles sont sans force si on les dédaigne, et prennent toujours plus d'ascendant quand on les redoute.

Madame DE STAEL. — *De l'Allemagne.*

LA
DOCTRINE MÉDICALE
HOMŒOPATHIQUE

EXAMINÉE SOUS LES RAPPORTS

THÉORIQUE ET PRATIQUE.

Par le Docteur **H.-C. GUEYRARD,**

MEMBRE DE LA SOCIÉTÉ HOMOEOPATHIQUE DE LEIPSIG, DE LA SOCIÉTÉ GALLICANE ET DE PLUSIEURS AUTRES SOCIÉTÉS SAVANTES.

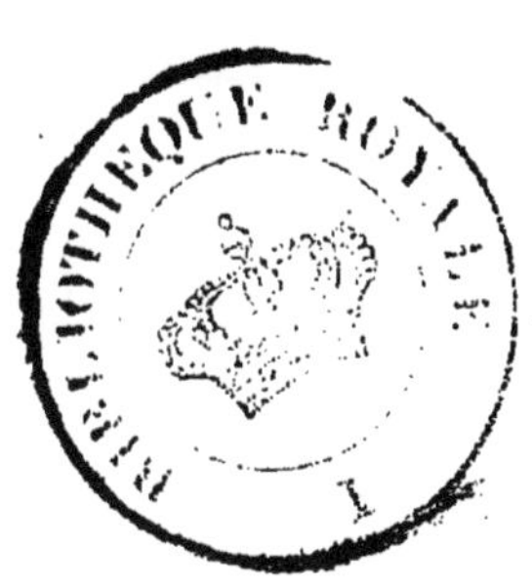

A PARIS,

CHEZ J.-B. BAILLIÈRE,

LIBRAIRE DE L'ACADÉMIE ROYALE DE MÉDECINE,

RUE DE L'ÉCOLE DE MÉDECINE, N. 13 BIS.

A LONDRES. MÊME MAISON, n° 219, RÉGENT-STREET.

BRUXELLES, TIRCHER. — *GAND*, DUJARDIN. — *LIÉGE*, DESOËR.

1834.

AVANT-PROPOS.

L'auteur prévient, avant tout, ceux des Médecins qui prendront la peine de lire cet opuscule, qu'il n'a point la prétention de préconiser un système comme absolu, ni d'en émettre un exposé complet. La vérité des assertions de Hahnemann, dans un très-grand cercle thérapeutique, est assez attestée par l'irrésistible puissance des faits. Mais on ne doit pas se dissimuler les lacunes et les imperfections de sa méthode dont le principe fondamental (la loi des semblables) suppose, pour obtenir la guérison, une constante force réactive; or, il n'est pas démontré que la réaction vitale de l'organisme soit toujours l'unique ou le meilleur moyen de réaccorder la santé. Les élémens du corps humain sont si complexes, qu'il doit y avoir diversité dans les lois qui président aux troubles fonctionnels comme aux actes curatifs. Le jeu de la vie semble se composer d'actions chimiques, physiques, électriques, dynamiques, etc. On est porté à penser qu'il y a de tout cela à la fois dans les phénomènes de réaction organique; mais ne peut-il pas, dans certaines circonstances, n'y avoir qu'action chimique ou action physique? par exemple, quand on neutralise les effets d'un remède homœopathique, soit ceux de l'aconit par l'odeur de son antidote connu, l'*opium*, il se passe certainement autre chose qu'un phénomène de réaction dynamique. Il en sera de même dans le traitement de l'asphyxie, des empoisonnemens et toutes les fois qu'une cause chimique ou physique aura suspendu ou anéanti l'irritabilité du tissu malade. L'homœopathie, qui ne fait rien sans le secours de la vitalité, ne saurait alors être mise à contribution, et son fondateur a prévu, dans son Organon, ces cas qui seront rares et exceptionnels, comparés à la multitude des maux qui assiégent l'humanité, et qui rentrent sous le pouvoir bienfaisant de la découverte qui nous occupe. Enfin, l'homœopathie laissât-elle apercevoir encore plus de côtés faibles, ce ne serait point à nos yeux un motif de réprobation, mais un riche aliment aux savantes méditations des hommes progressifs.

EXPOSÉ

DE

L'HOMOEOPATHIE.

Sans rien préjuger sur le mérite et la portée de l'homœopathie, non plus que sur ses destinées futures, on est contraint d'avouer que cette réforme thérapeutique est aujourd'hui, comme branche médicale, un fait positif, incontestable.

L'homœopathie, comme *école*, ayant sa tribune, ses journaux, ses cliniques, ses hospices (1), son public, appartient à l'histoire

(1) Les principaux hôpitaux homœopathiques sont établis à Pétersbourg, Munich, Leipsig, Elberfeld, etc. En France, il existe par les soins du docteur Mabit, à Bordeaux, une clinique homœopathique de cinquante lits dans l'hôpital Saint-André. En outre, différens petits hôpitaux des départemens, entre autres ceux de Thoissey et de Luxeuil, ont été mis sur le pied nécessaire à ce genre de médication et dans plusieurs écoles vétérinaires on en fait une heureuse application au traitement des animaux.

de l'art, comme toutes les écoles qui l'ont devancée ; et, si singulière que puisse paraître cette doctrine, si assuré qu'on puisse d'avance se croire de son inanité, on ne peut pas plus s'affranchir du devoir de l'examiner qu'on ne doit se dispenser de connaître les systèmes dont la série constitue les annales de la médecine, tels que le Boërrhavisme, le Galénisme, le Brownisme, etc.

L'homœopathie est le nom d'une méthode curative encore peu comprise en France et en Angleterre, si on en juge par le petit nombre de médecins qui l'exercent, et qui, depuis quelques années se répand en Allemagne où elle prit naissance vers la fin du dernier siècle. Repoussée pendant long-temps comme une flatteuse illusion, parce que les faits surprenans qu'elle proclame se trouvaient, comme il arrive à toute découverte inattendue, hors du cercle des connaissances de l'époque, elle acquiert aujourd'hui plus de consistance, multiplie les résultats, les consigne dans quatre journaux allemands spéciaux (1), et compte

(1) Allgemeine homœopathisch Zeitung von den D. D. G. W. Gross, F. Hartmann und. F. Rummel. — Leipsig.

actuellement de chauds partisans parmi les savans de la Hongrie, de la Pologne, de la Russie, de la Bohême, de l'Autriche, de la Suisse, de la Bavière, etc. A Philadelphie, à Rome, à Naples, à Genève, elle est pratiquée avec succès. Dans la dernière session des Chambres à Karlsruhe les députés du grand-duché de Bade ont adopté unanimement la proposition de créer une chaire de thérapie homœopathique dans chaque université, et de n'admettre au grade de docteur en médecine que les étudians qui feraient preuve de connaissances suffisantes en homœopathie, comme en toute autre branche des sciences médicales. En France, le nombre toujours croissant des abonnés au *Journal homœopathique* imprimé à Genève, témoigne sinon d'une propagation avancée, du moins d'une tendance à un examen sérieux.

A Lyon, où cette méthode fit sa première apparition, il y a trois ou quatre ans, elle

---

Annalen der homœopathischen Klinik von Hartlaub und Trinks. *Leips*, Fleischer.

Archiv sur die homoopatisch Heilkunst von D. Stapf. *Leips. Reclam.*

Zeitung der Naturgesetzlichen Heilkunst von D[r]. Schveikert. *Dresden* und *Leips.*

excita d'abord l'étonnement et plus tard l'intérêt de plusieurs honorables praticiens. Cette industrieuse cité a été récemment le point de réunion d'un congrès de médecins homœopathistes, venus, au nombre d'une cinquantaine, des villes environnantes, de Grenoble, du Piémont, de la Suisse, de Genève, de Colmar, Mulhouse, etc. : les séances ont été tenues les 6, 7 et 8 septembre 1833; des discours très remarquables y ont été entendus, et l'on y a arrêté les bases d'une société homœopathique gallicane à l'instar de celles de l'Allemagne. A Paris, nous voyons déjà plusieurs hommes d'un mérite avoué, conduits, par l'expérience d'une longue pratique, à déplorer journellement l'insuffisance d'un art incertain, des hommes enfin d'un savoir trop étendu pour supposer des bornes possibles à la science humaine, qui, puisant leur conviction dans une impartiale observation, n'ont pas craint d'avouer, avec Hahnemann lui-même, qu'ils ignoraient hier ce qu'ils savent aujourd'hui, et se sont courageusement engagés dans une série illimitée de nouvelles études. Quelques médecins en Angleterre cultivent l'homœopathie; les docteurs Quin et Belluomini y jouissent déjà d'une grande renommée : de toutes parts enfin elle jette ses fécondes racines en Europe, et nous apparaît comme la brillante aurore d'une nouvelle ère médicale. Elle ouvre à l'homme exempt de préjugés, et dont les yeux se laissent désiller par l'éclat de la vérité, un avenir entier de surprises et de phénomènes attachans ; et si pour établir la légitimité de cette jeune école il ne suffisait pas du nombre et de la constance des faits, faudrait-il une autre preuve de sa certitude que cette conversion immuable de chaque praticien qui, surmontant un premier mouvement d'une répugnance bien excusable, se résout à l'examen qui doit ébranler sa foi médicale et porter le trouble dans ses idées? Pas un, après avoir expérimenté de bonne foi, et à l'*aide de bons médicamens*, n'est revenu sur ses pas et n'a hésité à proclamer la puissance des nouveaux agens thérapeutiques. On compte même plus d'un saint Paul devenu adepte zélé de Hahnemann, de persécuteur qu'il était d'abord.

Des hommes indifférens à la question sont moins exposés aux conversions de cette nature, et l'homœopathie pourrait se plaindre d'avoir un trop grand nombre de détracteurs sans passions, puisant leur opposition dans l'indolence, leur dédain dans l'insouciance de la chose, et que l'on voit borner leurs savantes discussions à quelques phrases vides et impertinentes.

L'opinion fait justice de ces fades plaisanteries qui fournissent la mesure de l'esprit profond de leurs auteurs, et n'atteignent en définitive ni ne détruisent rien.

Il arrive au contraire aux plus ardens antagonistes, forcés d'envisager d'assez près les principes qu'ils se disposent à combattre, d'être bientôt frappés de leur réalité, et dès lors ils consacrent à la défense de ces mêmes principes la plume acerbe qu'ils avaient taillée pour la critique. Les célèbres docteurs et conseillers Rau an Giessen et Messerschmidt en sont des exemples : aux noms de ces hommes honorables pourrait s'associer plus d'un nom célèbre à Paris comme à l'étranger ; nous nous abstenons de les désigner.

L'invasion de cette doctrine a dû, on le pense bien, remuer les passions, et exciter de nombreuses controverses. On a beaucoup écrit pour et contre : une partie de ces documens est recueillie dans les journaux de Stapf, de Schweikert et dans un petit livre de Rummel, qui a pour titre : *Die Homœopathie irher Licht und Schattenseite* : c'est à dire : l'homœopathie, sa lumière et son côté faible (*a*).

Si pour acquérir une notion du sujet qui nous occupe, on n'a point borné ses travaux à la lecture de quelques articles de nos journaux de médecine où la question a presque toujours été dénaturée ou traitée avec prévention, on a dû, puisant à la source, lire avant tout l'Organon, un des premiers ouvrages de *Hahnemann* et base de sa doctrine.

Nous n'entreprendrons point l'examen de ce livre remarquable à tant de titres, et dont on a déjà donné diverses analyses; nous rappellerons seulement quelques-uns des principes fondamentaux posés par l'auteur.

Il existe plusieurs manières de faire servir les modificateurs à l'anéantissement d'une maladie : l'opposition, la ressemblance et l'hétérogénéité.

1° La méthode *antipathique* ou d'opposition (εναντίον παθος, αντί παθος) emploie des substances à effets primitifs contraires, ou opposés directement à ces effets de la maladie que l'on a nommés symptômes; exemple : L'application de l'eau froide sur la brûlure ou l'érysipèle.

2° La méthode *allopathique* (αλλον παδος) est celle qui se sert de médicamens de tous genres, sans égard à leur pureté ni à leur analogie d'effets avec la maladie, ni contraires ni semblables. Les révulsifs sont de ce nombre.

3° La méthode *homœopathique* (ομοίον παδος) est celle qui se sert de remèdes dont les effets *primitifs*, c'est-à-dire les symptômes ou les actes de réaction vitale ressemblent aux effets *secondaires* de la maladie qu'on veut guérir, c'est-à-dire aux symptômes de cette dernière ; par exemple : un vésicatoire appliqué sur une dartre, la pierre infernale sur une plaie, un vomitif contre les vomissemens, un purgatif contre la diarrhée, un acide contre les aigreurs de l'estomac, ou l'agacement des dents produit par un acide, etc.

4° Une quatrième manière, l'*homopathie* (ομοπαδος), ou l'*ysopathie*, dont les succès ne sont pas encore assez généralement constatés, consisterait à guérir les maux par des moyens, non plus *analogues* comme en homœopathie, mais *identiques* à leurs causes : ainsi, les virus de la morve, de la gale, de l'anthrax, etc., dilutionnés convenablement, serviraient à guérir ces maladies. Les venins de la vipère, du serpent à sonnette, la bave des chiens enragés, etc., deviendraient, dans leurs doses infinitésimales, des antidotes aux accidens occasionés par ces mêmes venins..... Le docteur Lux, vétérinaire distingué de Leipsig, a déjà obtenu, dans ce genre d'expériences, des résultats suffisans pour attirer sérieusement l'attention.

Examinons d'un coup d'œil quels résultats pratiques accompagnent les trois premières méthodes, la quatrième (étrangère d'ailleurs aux principes de Hahnemann) n'ayant point encore assez fourni de faits pour en parler avec connaissance de cause.

Lorsqu'on a administré un remède *antipathique*, celui-ci tend à détruire ou neutraliser les maux naturels, mais dès que son action est épuisée, la maladie, qui quelquefois a été suspendue, reprend ordinairement son cours, et le plus souvent avec une force nouvelle, parce qu'une des lois de l'organisation des animaux est de réagir contre les influences qui viennent du dehors (1); or, cette réaction vitale a pour conséquence un mouvement inverse à la médication, par conséquent favorable à la maladie;

(1) *Ubi actio ibi reactio.*

ainsi, la glace appliquée sur une surface enflammée, comme un érysipèle, par exemple, développe, par réaction vitale, une ardeur brûlante dans la partie malade. Un membre congelé se putréfie si on l'expose à la chaleur, etc.

Quant au procédé *allopathique*, il offre trois chances à courir :

1° La révulsion, qui en est presque toujours le résultat, peut réussir, sur-tout si l'affection morbide était légère... Dans ce cas, la maladie est échangée contre un mal artificiel.

2° La révulsion peut échouer et la maladie rester la même.

3° Par l'administration des remèdes allopathiques trop prolongée ou multipliée, on complique les maux naturels, de souffrances accessoires produits de l'art.

Par la méthode, au contraire, qui fait le sujet de notre dissertation, il s'agit de donner à une très-faible dose, la substance spécifique pure qui, à dose plus forte, aurait développé chez l'homme sain des accidens aussi ressemblans que possible à ceux de la maladie qu'on a en vue de guérir. En agissant ainsi dans le sens des efforts de la nature, on compte sur la réaction vitale de l'organisme, mouvement inverse à celui des accidens morbides.

Par ce moyen, l'homœopathie a la prétention de guérir d'une manière directe, douce, certaine et *relativement* rapide.

L'analogie des symptômes naturels avec ceux qui appartiennent au moyen artificiel, fait bien présumer que celui-ci agira sur le foyer du mal. (Communauté de symptômes, communauté de point de départ.) Mais que se passe-t-il alors dans ce foyer, et comment expliquer le phénomène de la guérison ? car il ne paraît pas suffisant à tous de répéter avec Hahnemann : *deux maladies semblables ne peuvent exister dans un même point.*

Le procédé corrobore-t-il dans le lieu malade l'effort salutaire et incomplet de la nature ?

Les tissus affectés reçoivent-ils le degré de force réactive qui leur a manqué dès l'instant que l'état anormal a pu s'établir, que l'équilibre fonctionnel a été désaccordé ?

Y a-t-il perturbation, modification locale par cet agent, qui n'est spécifique (*b*) qu'autant qu'il est bien choisi, et qu'une sage expérience a constaté son affinité avec le foyer morbide ?

Y a-t-il plus ? y a-t-il antidotisme entre l'agent artificiel et l'agent inconnu qui a causé le désordre de l'organisme ?

Qui nous dévoilera ces profonds mystères ? Nous l'avons dit ailleurs : tout raisonnement est hypothétique et le temps d'expliquer n'est pas arrivé. Ambroise Paré dit quelque part : *je pansai et Dieu guérit.* Nous pouvons dire à son exemple : un médicament est donné, une impulsion a lieu, et la nature fait le reste.

Cette nature attentive à écarter de l'économie animale, tout agent désorganisateur, qui prend soin d'évincer un corps étranger du sein d'une plaie, l'esquille d'un os brisé, sa portion nécrosée, etc. ; cette nature a plus souvent besoin d'être secondée, que contrariée dans ses efforts.... Ainsi l'axiôme homœopatique, *similia similibus curantur*, loin de renfermer une contradiction, constitue au contraire, quand on y réfléchit bien, quand on fait attention qu'il n'y a de similitude qu'entre les effets *primitifs* d'un remède et les effets *secondaires* d'un mal quelconque (similitude qui n'existe que dans les symptômes, et non dans l'essence des agens), la seule règle qui puisse concorder avec cette loi suprême de la vie, qui se décèle à l'observateur dans ce que nous avons désigné par le nom de *réaction vitale*.

L'atome médicinal que l'on administre d'après son homœopathicité aux actes de cette réaction, paraît déterminer une incitation plus franche de cette puissance occulte dont, malgré les solidistes, la saine physiologie ne peut rejeter l'existence.

Stahl, Cabanis, Joubert, parmi tant d'autres grands médecins, ont envisagé les états maladifs comme des efforts naturels tendant à rétablir l'harmonie des fonctions désaccordées.

De tous les phénomènes inhérens à l'organisation des corps vivans, en est-il, en effet, de plus constant que cette activité de la puissance vitale (*c*) révoltée chaque fois qu'une influence extérieure vient agir trop fortement sur elle? Le système organique ne se soutient que par un jeu continuel de ces actes réciproques, par une série de victoires répétées que remporte la force vitale sur les impressions venues du monde extérieur; et nous nommons approximativement santé, l'état où cette force rencontre une plus faible résistance, où elle triomphe avec le moins d'efforts possible, et où nos fonctions s'opèrent avec le plus de régularité et d'aisance. Ce dernier état est-il troublé, quel est l'appui que nous devons prêter à la nature? Ou cette dernière est à même de remplir la tâche qui lui est imposée, et alors elle n'a que faire des secours de l'art; ou elle ne l'est pas, et dans ce cas, c'est encore d'elle que nous devons apprendre comment elle veut être secourue.

Mais abandonnons cette digression pour rentrer dans l'exposé de l'homœopathie, de ses ressources actuelles et de ses espérances d'avenir.

Admettons, si l'on veut, que la science nouvelle soit peu riche encore en littérature, maigre en théorie, qu'elle existe à peine comme doctrine et comme école; on n'en avouera pas moins l'opportunité de son apparition au moment où il règne un désenchantement complet de croyances médicales, à une époque où toutes les questions sont reprises en sous-œuvre, où en un mot, le besoin d'une réforme se fait généralement ressentir. La branche de la médecine la plus ténébreuse et la plus fluctuante, celle qui réclame le plus impérieusement de nouvelles lumières, est sans contredit la thérapeutique ; or, il s'agit dans ce Mémoire d'une découverte qui, ne fût-elle en réalité que la dixième partie de ce que nous promettent déjà les faits constatés, serait encore le pas le plus important qu'ait fait l'esprit humain depuis l'invention de l'imprimerie.

On croirait peut-être que ce bienfait a été accueilli en Allemagne, sinon avec admiration, du moins avec la simple attention qu'on ne refusa jamais au remède mis en vogue par les empiriques, ou au système éclos de l'imagination brillante d'un professeur à la mode : non ; car il est du destin des vérités inopinément trouvées de heurter des préjugés établis, de froisser des amours-propres, de léser des intérêts matériels, etc. L'homœopathie a donc été accueillie comme le fut au XVIIe siècle la circulation du sang, la vaccine au XVIIIe ; comme le furent, à la honte de l'homme, les découvertes de Galilée, de Newton, de Descartes, etc.

Nous devons avouer qu'aucun progrès de la science ne se présenta peut-être avec moins d'élémens de succès et sous une apparence plus de nature à exciter l'incrédulité. Cette circonstance suffirait seule pour motiver un examen impartial ; car, on le sait, le premier soin du charlatanisme fut toujours de s'envelopper de formes spécieuses, les plus propres à capter la confiance et à faire des dupes. Concevrait-on, d'ailleurs, que des gens graves et éclairés poursuivissent avec tant de persévérance et depuis tant d'années un vain fantôme? S'entendrait-on avec un accord si parfait, de Pétersbourg à Surinam, et de Vienne à Londres, pour la plus odieuse tromperie? La supposition serait absurde et répugnerait à la raison, si d'ailleurs on ne connaissait la bonne foi scientifique, la modestie et la profondeur de nos voisins du Nord.

La plupart des systèmes, qui tour à tour dominèrent dans les écoles, se fondaient sur une idée *à priori* plus ou moins spécieuse, et le raisonnement, source de tant d'erreurs, présidait presque toujours à notre conduite. Il n'en est point ainsi de l'homœopathie; rien chez elle n'est hypothétique, tout est d'observation. Ses propagateurs, convaincus de l'inanité des discussions scientifiques, ne s'appuient que sur le témoignage des faits, et demandent à être jugés d'après eux.

Pour repousser ces faits, il ne suffit pas de les trouver incompréhensibles; car explique-t-on aujourd'hui tout ce qu'on a été forcé d'admettre par expérience? Qui eût voulu croire de prime-abord à la vaccine? Qui admettrait, sans l'avoir vue, la transformation d'une chenille en papillon dans une chrysalide. En un mot, que de phénomènes propres à choquer nòtre intelligence, et que l'habitude finit par rendre familiers à notre conception.

Les observations des homœopathistes remplissent leurs journaux : cette base nous semble plus solidement établie que ces opinions écloses de cerveaux d'hommes sur lesquelles reposèrent tant de doctrines successives. Mais pourquoi de si éclatantes cures n'ont-elles pas déjà converti en entier le monde médical? C'est qu'il est difficile de présenter en grandes séries des histoires de maladies dont une méfiance prudente, et louable au fond, ne puisse ni contester la véracité, ni attribuer le résultat au hasard; c'est que des observations pratiques n'ont jamais lieu pardevant notaires, et que celui qui dirige une maladie est seul appelé à en bien suivre les périodes, les chances, et à apprécier au juste le moyen qui a guéri.

Ne nous étonnons pas de la résistance des médecins élevés dans les anciens principes : rappelons-nous que notre propre incrédulité a égalé la leur, et que nous n'avons pas consenti à nous rendre sur la foi d'un petit nombre d'expériences.

Ce n'est qu'en répétant soi-même ces épreuves, que l'on peut parvenir à une conviction sans laquelle il est impossible de renier la doctrine à laquelle on est attaché. Mais il s'en faut de beaucoup qu'il soit aisé de réussir dans la répétition de ces épreuves.

Les difficultés inhérentes aux procédés homœopathiques ne sont pas plus comprises, en général, que ne l'est la méthode elle-même ; par elles l'homœopathie échappera, heureusement pour sa gloire, aux envahissemens des empiriques; mais malheureusement, par la même raison, l'époque de son admission au rang des vérités incontestées par les Académies, se verra long-temps retardée.

Les difficultés dont nous parlons sont plus grandes qu'on ne le pense communément. Il s'agit ici d'autre chose que d'appliquer des sangsues, des vésicatoires, et de prescrire un breuvage hétérogène dans sa composition; d'autre chose que d'établir le diagnostic d'une maladie et lui opposer le traitement le plus favorable d'après la doctrine en faveur. Etudier un groupe de symptômes, le rattacher dans sa pensée à un cadre de nosologie, l'attaquer en vertu des préceptes du maître actuel, peut suffire à la conscience du médecin allopathiste, et, quelle que soit l'issue de la maladie, spectateur de ses phases, il est tranquille quand il a cru s'opposer de tout son pouvoir au développement des accidens successifs. Mais une attention plus scrupuleuse, une exploration plus détaillée, une plus grande et plus minutieuse appréciation des diverses lésions de la sensibilité, sont essentielles au médecin homœopathiste, lorsqu'en présence d'un effrayant appareil de désordre, il s'agit pour lui d'en tarir promptement la source à l'aide d'un seul atome dont le degré d'atténuation soit exactement calculé d'après l'âge, le sexe du sujet, sa sensibilité, d'après la nature de la cause, l'intensité morbide, les complications, les circonstances accessoires, etc. Avouons qu'il faut une certaine intrépidité pour oser aborder un traitement de ce genre et sortir de la commune ornière. La chose paraît-elle aisée pour celui qui n'a pas eu, comme nous, le courage d'aller suivre pendant quelque temps les homœopathes germaniques au lit de leurs malades?

Ajoutons que ce n'est pas toujours en attaquant les désordres les plus dominans, mais quelquefois en s'adressant à un symptôme obscur, lorsqu'il se lie évidemment à la cause ou qu'il est caractérisé par une lésion spéciale de la sensibilité, que se résoudra le problême de la guérison.

Déjà grande d'après ces considérations, la difficulté d'un traitement homœopathique le paraîtra bien davantage encore si l'on considère le dénuement absolu où nous nous trouvons des traductions en français d'un assez grand nombre de livres allemands indispensables à la pratique d'une méthode aussi étrangère à nos études, aussi neuve pour nos regards prévenus. Les traducteurs français ont débuté par nous faire connaître les œuvres du fondateur, œuvres plus théoriques que pratiques, premières racines d'une science qui a largement, depuis cette époque, étendu ses branches, mais qui, dénuées d'histoires cliniques, sont loin de suffire par elles-mêmes à l'application de la méthode : leur lecture isolée effraie certaines intelligences et décourage les plus heureuses mémoires. Il nous faut d'autres livres : ils existent, mais des médecins seuls (et parmi nous il y en a peu qui possèdent assez bien la langue allemande ou qui aient assez de loisir pour ce travail) sont aptes à nous fournir de bonnes traductions en fait d'ouvrages de médecine. Si ceux qui ont commencé à nous initier aux recherches de Hahnemann n'ont pas poursuivi leur pénible tâche, il faut sans doute l'attribuer à l'indifférence avec laquelle nos savans ont accueilli la nouvelle découverte, et au peu de progrès qu'a faits, il faut le penser, l'homœopathie parmi nous. Les progrès seront plus rapides dès que l'utilité, la nécessité même de concourir avec les Allemands à la réformation du premier des arts, aura mieux été comprise ; alors peut-être, moins dédaigneux des lents, tranquilles et consciencieux labeurs de nos voisins, nous pourrons avoir connaissance d'ouvrages éminemment utiles pour la pratique, à la tête desquels il faut placer les matières médicales pures de divers auteurs (1), les pharmacopées, la thérapie de Hartmann, ouvrage un peu entaché d'*allopathie* d'après l'avis de Hahnemann, mais plein de sagesse, de candeur et de bonne foi ; les répertoires de Ruckert, de Weber, d'Hartlaub et Trinks, de Bönninghausen (2), où l'on trouve une sorte de dépouillement méthodique de la matière médicale pure, si confuse dans les premiers recueils qu'on en possédait, sont des manuels que le praticien ne peut se dispenser de consulter à chaque instant. Sans les travaux de ces savans, quelle mémoire d'homme assez vaste eût retenu la profonde pathogénésie de tant d'agens purs, de manière à y recueillir, d'un jet de pensée, des groupes comparables à tels ou tels autres groupes qui ont reçu des noms en nosographie?

Rückert a sur-tout rendu des services, sous ce rapport, par son abrégé complet des médicamens éprouvés, dont il a classé les symptômes

---

(1) Le docteur Jourdan, membre de l'Académie royale de médecine, va publier la traduction en français de la *matière médicale pure* de S. Hahnemann.

(2) Le répertoire de Bönninghausen, traduit en notre langue par le docteur Rapou de Lyon, ne tardera pas à paraître.

par ordre d'appareils, en élaguant ceux qui, ne se reproduisant pas dans chaque expérience, pouvaient paraître douteux. Bönninghausen a fait paraître un manuel commode pour les médicamens dits *antipsoriques* (1) et se prépare à en donner un autre pour les *apsoriques*; mais il ne s'est pas appliqué plus que ses confrères à distinguer, dans l'énumération des symptômes, ceux qui sont primitifs de ceux qui sont secondaires; distinction, selon nous, importante. Tout modificateur excite dans l'économie deux ordres d'effets : 1° *effets directs*, 2° *effets de réaction ;* deux ordres de symptômes qui ne sont pas assez distingués dans les répertoires de matière médicale ; nouvelle difficulté qui complique la difficulté du traitement.

Par exemple la noix vomique, qui produit d'abord de la constipation, provoque secondairement de la diarrhée; elle n'est donc homœopathique qu'au premier de ces symptômes. La minutieuse ponctualité des Allemands en toute chose a détourné leur pensée de l'espèce d'épuration que nous réclamerions ; peut-être aussi n'a-t-il pas été bien facile, parmi les phé-

---

(1) Le mot *psora*, en grec, signifie *humeur*.

nomènes physiologiques mis en jeu par l'essai des remèdes purs, de distinguer clairement l'un de l'autre les deux ordres de symptômes.

On ne lit pas sans étonnement dans le livre de Bönninghausen, à l'article de certains médicamens, ces mots: *Tumeurs chroniques, glandes indurées*, etc., ce qui ne signifie point que ces substances aient eu le pouvoir de faire naître de tels produits anormaux, dont cet auteur fait figurer les noms parmi ceux des apparitions pathogénétiques, mais que ces mêmes médicamens ont, avec une certaine constance, entre les mains des homœopathistes, rendu des services pour résoudre de semblables désordres.

Les annales d'*Hartlaubet Trinks*, les treize volumes des archives homœopathiques de *Stapf*, sont des recueils de faits, sans lesquels le réforme thérapeutique n'eût pas déployé une marche si rapide dans toute l'Allemagne. Nous pourrions encore citer plus d'un livre important à traduire et capable de réconcilier l'homœopathie avec la raison comme avec les corps scientifiques (*d*).

Si dans l'état actuel des choses, une application large et étendue des resources que nous signalons, est presque inaccessible aux médecins non familiarisés avec la langue allemande; s'ils ne peuvent manier prudemment une arme inconnue, rien ne s'oppose du moins à ce qu'ils jugent certains faits pour éclairer leur conscience et asseoir leur conviction. Il est aisé d'en constater quelques-uns en les répétant : se refuser à des épreuves, en ce cas, serait faire acte de lèse-humanité, tout comme crier à *l'absurde* (1) du haut de sa paresse, sans s'être donné la peine de se livrer à aucune exploration, serait faire preuve de légèreté et d'ignorance.

Chacun, avons-nous dit, est à même de répéter l'épreuve de certains faits; ainsi, par exemple, le plus violent paroxysme fébrile cède ordinairement à une, deux ou trois très petites doses d'aconit répétées de six en six heures : l'occasion se présentera journellement de s'en assurer. Pour plus grande conviction, que le médecin prépare lui-même son médicament ; il lui suffira de se procurer quatre on-

(1) Qu'il est commode et bien imaginé ce mot *absurde* ! Il se prononce vite, il est sonore, il dispense d'autres raisons et de commentaires. Le mot absurde tranche et ferme la discussion. Avec le mot absurde répété un nombre suffisant de fois, un folliculaire compose tout un article de son journal.

ces d'alcool de 37° à 40° et une goutte du suc frais de l'*aconnit napel* exprimée du sommet de la tige à l'epoque où la plante va fleurir. L'alcool étant réparti dans trente flacons égaux dont chacun recevra seulement quatre-vingt-dix-neuf gouttes de ce liquide, on ajoute une goutte du suc de l'aconit aux quatre-vingt-dix-neuf gouttes d'alcool du 1er flacon auquel on imprime quelques secousses pour opérer un mélange complet. La goutte de ce flacon (étiqueté 1re *dilution*) représente 1/100 de la goutte 1re. En laissant tomber une goutte de cette dilution dans le second flacon, et en agitant celui-ci comme le 1er, on obtient des gouttes de la 2ème *dilution* ou 1/1000. On opère de même jusqu'au 30me flacon ; or si l'on pouvait admettre une division matériellement exacte, ce qui me paraît impossible, (ne fût-ce qu'à cause de l'attraction du verre), le 3me flacon contiendrait des gouttes millionièmes, le 6me des gouttes billionièmes, le 9me des trillionièmes et ainsi de suite, le 24me des octillionièmes, le 30me des décillionièmes ; mais la raison repousse ces dénominations vicieuses et ridicules. Nous ne savons point ce qui se passe dans ce mode de préparation où le frottement, l'agitation doivent développer l'électricité et pour ainsi dire charger celle-ci de propriétés médicinales. Les mots dilutions ou atténuations sont les seuls qui expriment avec justesse ce procédé préparatoire : nous disons donc 1re, 2me, 3me dilution, etc. L'aconit ne s'administre guère qu'à la 24me ou 30me dilution, et même la goutte entière de cette 30me dilution ne peut s'employer que dans des cas particuliers; le plus souvent elle fait précéder la sédation qu'on veut obtenir par une exacerbation d'une violence quelquefois formidable. C'est pour obvier à cet inconvénient et arriver à la dose convenablement minime pour agir sans nuire qu'on a imaginé de ne donner qu'une fraction de la goutte de la 24me ou 30me dilution. A cet effet on la brise en la laissant tomber sur une centaine de globules de sucre de lait bien purifié qui s'en humectent, et dont un à quatre, suivant le cas, sont une dose suffisante. Cette manière d'imprégner des globules pour doser le médicament à son gré, n'est point particulière à l'aconit; elle sert pour toutes les autres substances.

Avant qu'on eût adopté cette manière de conserver les médicamens en globules, ceux qu'on faisait voyager en teinture acquéraient par l'agitation un surcroît de forces qui faisait, qu'arrivés au terme du voyage, leur activité inégalement accrue ne se trouvait plus en rapport avec le degré d'atténuation auquel ils avaient été portés. Cette expérience s'est confirmée plusieurs fois dans les envois de médicamens que l'on faisait de Leipsig à Naples.

A côté de l'action toujours si constante de l'aconit se place, comme fait non moins simple à observer, celle de l'*arnica*, dont la 6me dilution à la dose d'un à deux globules à la fois, mais qu'on peut répéter comme l'aconit, fait cesser miraculeusement les accidens qui accompagnent ou suivent les chutes, les contusions, les plaies, etc. Quand la chirurgie connaîtra les ressources qu'elle peut puiser dans l'homœopathie, l'arnica assurera le succès des plus dangereuses opérations en prévenant tout accident nerveux, toute réaction fébrile, toute inflammation des plaies chirurgicales.... Après l'emploi de l'arnica, les contusions ne se couvrent pas de ces ecchymoses violettes, brunes, jaunes, qui se montrent d'ordinaire, et la douleur disparaît comme par enchantement. Il en est de même pour les solutions de continuité des parties molles qui se cicatrisent rapidement presque sans suppuration. J'ai opéré naguère l'ablation de deux kystes de la grosseur d'un œuf de poule, situés à la nuque, chez un homme de trente ans; après avoir réuni, à l'aide de bandelettes de taffetas d'Angleterre, je donnai au malade deux doses d'arnica; il n'éprouva ni réaction fébrile, ni sensibilité sous l'appareil que j'enlevai le lendemain; les bords paraissaient déjà réunis et de couleur naturelle, le malade ne garda pas la chambre et n'observa point de diète.

L'arnica rend de grands services dans le traitement des entorses, des douleurs rhumatismales, quand elles sont contusives, des varices, etc. Il est remarquable qu'en Saxe ce sont les chirurgiens qui fournissent les plus chauds partisans à l'homœopathie.

En thérapeutique ordinaire nous avons tous lu des observations de métrorrhagies atoniques arrêtées par de petites doses de safran, de sabine ou de seigle ergoté; des diarrhées guéries par la rhubarbe, l'ipécacuanha, la manne; des palpitations de cœur par la digitale qui souvent commençait par les exagérer; de cystites apaisées par une faible fraction de cantharides ; de vomissemens arrêtés par l'émétique ou même par un simple emplâtre stibié, etc. On faisait donc déjà textuellement de l'homœopathie; mais l'on se servait de dixièmes, de vingtièmes, de cinquantièmes de grain d'extraits pharmaceutiques, sans proscrire les tisanes et les mélanges.

Qu'au lieu de ce procédé, on adopte strictement celui qu'indique Hahnemann, si l'on tient à se convaincre de la supériorité des doses infinitésimales qui ont de plus en leur faveur une innocuité non contestée lors même qu'elles développent chez certains sujets de surprenans phénomènes nerveux. Mais avant toute chose, si l'on veut atteindre le but proposé, qu'on n'administre pas un remède homœopathique dans le sens des principes allopathiques, comme je l'ai vu pratiquer à certains expérimentateurs qui tentaient, par exemple, d'augmenter la sécretion urinaire avec des particules de nitre, ou de porter au sommeil avec des atômes d'opium.

Il est bien entendu que le praticien désireux d'explorer les voies du vrai, devra s'appliquer à l'étude de la matière médicale pure avant ou pendant qu'il soumettra ses malades à la médication des semblables; car celui qui administrera une substance dont il ignore les effets purs sur l'homme sain, aura mille peines à en distinguer l'action sur son malade. S'il obtient une amélioration, il sera toujours enclin, malgré lui, à l'attribuer aux efforts salutaires de la seule nature : *il fallait bien un terme au désordre*, lui soufflera son scepticisme. La manifestation du mieux s'est-elle accompagnée d'apparitions morbides insolites, étrangères à l'état antécédent du mal? elles lui paraîtront un produit du hasard, et il ne pourra reconnaître en elles des actions particulières à son agent médicateur. Survient-il enfin une aggravation homœopathique? elle sera pour lui une crise naturelle s'il n'a fait précéder ou guider ses essais cliniques par l'inspection des symptômes propres à la substance employée par lui.

Parmi les expériences aisées à reproduire, nous signalerons encore à nos confrères la spécificité de la *Belladone*, 30me *dilution*, contre la scarlatine, l'érysipèle, l'amygdalite aigüe; celle de la *pulsatille*, 12me, 18me, 24me *dilution*, contre la rougeole, la chlorose, la sécrétion lactée, etc. Mais nous ne saurions trop les mettre en garde contre les préparations inexactes de médicamens (*e*).

L'occasion se présente naturellement ici de renvoyer nos lecteurs à l'intéressante lettre insérée dans la Bibliothèque homœopathique (2me année, 2me cahier); lettre adressée par notre savant et modeste ami le docteur Dessaix de Lyon au docteur Duriff, qui lui avait demandé des instructions sur les moyens d'expérimenter homœopathiquement. Nous cédons au plaisir de citer un passage de cette lettre :

« Je n'ai garde, mon cher confrère, de vouloir rappeler à un praticien tel que vous, la marche que vous avez à suivre dans un essai clinique ; mais vous me permettrez bien de vous signaler quelques-uns des accidens les plus ordinaires, où le choix du remède homœopathique est le plus facile, et qui, en vous offrant l'occasion d'un premier succès, pourront vous conduire à l'adoption et par conséquent à l'étude approfondie de la nouvelle doctrine.

« Les vomissemens, si communs chez les femmes enceintes, céderont souvent à un globule d'ipécacuanha (je parle toujours ici des divisions les plus élevées), seul ou répété deux ou trois jours de suite.

« La belladone réussira fréquemment dans les

amygdalites ordinaires, avec gonflement des glandes cervicales, raideur du cou, etc.

« L'état inflammatoire tombera souvent devant deux globules d'aconit, répétés deux, trois, quatre, cinq fois, toutes les six, douze, quinze heures. La fièvre ainsi calmée dans une pleurésie, une dose de bryone, quelquefois de scille, suffira, le plus souvent, pour enlever le point de côté.

« Un globule de cina peut arrêter les malaises variés des enfans vermineux, sur-tout avec vomissemens d'alimens non digérés, à heure fixe, et sans perte d'appétit, ou même avec beaucoup de faim.

« La douce-amère peut arrêter en un, deux ou trois jours, toutes les suites d'un coup de froid; la camomille, en quelques heures, les suites d'un accès de colère: la camomille est précieuse contre diverses diarrhées de la dentition, sur-tout quand l'enfant est agité, inquiet.

« Le camphre, l'opium, font souvent cesser une constipation opiniâtre.

« La noix vomique, la bryone l'ignatia, la belladone, la pulsatille, seules, ou tour à tour employées, font souvent des merveilles dans les gastrites et les gastralgies.

« Ces indications générales, je ne saurais assez vous le dire, sont vagues et barbares ; l'homœopathie ne les reconnaît point ; mais vous ne pouvez étudier l'homœopathie sans y croire et vous ne pouvez y croire qu'en trouvant un peu au hasard quelques faits heureux qui vous parlent pour elle. J'ai dû vous indiquer plusieurs circonstances où votre main, encore inexpérimentée, risquera moins souvent de frapper à faux.

« Vous ne doutez pas néanmoins que cela ne vous arrive plus d'une fois, et bien des fois peut-être ; mais à défaut d'un prompt et facile succès, je sais bien que vous ne vous presserez pas d'accuser un art dont les indications, les instrumens et les exigences ne vous sont point encore familiers ; car vous savez trop que depuis Hippocrate, l'*experimentum difficile* n'a point encore changé de nature en faveur de personne, et que tous les jours les plus habiles commencent par répéter très mal les expériences d'autrui. »

Parmi les faits généraux autour desquels viennent se grouper les faits de détail il en est deux qui appellent sur-tout l'attention des médecins philosophes, et des observateurs ; le premier pressenti depuis Hippocrate, savoir: *que les maladies peuvent être guéries par des moyens produisant analogie de mal.* Le second, enfant du génie, du tâtonnement et de la patience, c'est-à-dire : *que des substances inertes en dose pondérable acquièrent sur l'organisation des animaux une action puissante et en quelque sorte comparable à celle des virus, après qu'elles ont été amenées par la trituration, la dilution et l'agitation, à un état presque immatériel.*

Examinons la première de ces questions.

Dans l'origine de la médecine aucun précepte ne dut paraître plus clair et plus simple, que celui d'attaquer les maladies par des remèdes à effets opposés aux accidens qu'on voulait combattre, ainsi les inflammations par des rafraîchissans, la faiblesse par des toniques, etc. Aucune hypothèse ne promettait plus et ne tint moins : c'est qu'on ne s'apercevait pas qu'en contrariant les symptômes des maladies, on ne s'opposait réellement qu'à des phénomènes secondaires de la réaction vitale, qu'aux efforts de la nature pour se délivrer du principe morbide dont l'essence nous échappe. On allait directement contre son but et par conséquent on retardait plus souvent la guérison qu'on ne l'accélérait. Malgré tant de mécomptes l'axiôme fondamental n'était point mis en doute, et cependant que de faits le raisonnement aurait dû lui opposer?

L'affaissement brusque des forces après qu'elles ont été un moment exaltées par les stimulans; l'habitude des saignées accroissant la disposition à la pléthore sanguine; l'usage des laxatifs augmentant la constipation; le sommeil plus profond après l'insomnie passagère que provoque le café, etc.; d'une autre part l'émétique arrêtant des vomissemens, des diarrhées supprimées par les purgatifs, la léthargie guérie par l'opium, etc; ces faits et bien d'autres passèrent pour des exceptions à la régle générale et on dédaigna de les expliquer. On n'expliquait pas mieux l'action intime des eaux minérales, celle du mercure, du quinquina (*f*) et autres que nous savons agir homœopathiquement depuis que Hahnemann est venu nous révéler un des secrets de la nature, et nous apprendre un moyen très simple de découvrir les spécifiques qu'elle nous offre en abondance et qui sont loin encore d'être tous connus.

Haller avait, dès le 16me siècle, indiqué comme unique moyen d'apprécier la valeur et l'action réelle des médicamens, leur essai sur des corps sains, affranchis de toute influence étrangère, car donnés à des malades et mélangés, leur effet pur restait toujours problématique.

La route jusqu'à lui grossièrement indiquée fut enfin frayée en 1790, quand Hahnemann, illustre déjà à cette époque par l'importance de ses travaux en chimie, en matière médicale, etc., commença sur lui-même les expériences proposées par le grand Haller : le quinquina fut l'objet de ses premiers essais. Quelle ne fut point sa surprise en ressentant des symptômes semblables à ceux de la fièvre intermittente contre laquelle cette écorce est un remède spécial (1)? ce fut pour lui la pomme

(1) C'est comme anti-périodiques, s'écriera-t-on, qu'agissent les sels de quinine, le kina, etc., et non comme spécifiques, dans la fièvre intermittente; ce qui le prouve c'est qu'ils font disparaître des douleurs périodiques, des névralgies. . . . D'accord ; aussi l'homœopathie a-t-elle reconnu au quinquina, dans son usage sur l'homme sain, la faculté de provoquer des phénomènes périodiques autres que la fièvre. Cette manière d'étudier a conduit plus loin ; et l'on sait aujourd'hui dans la jeune école, que le quinquina n'est pas le seul agent curatif des fièvres intermittentes, comme il n'est pas non plus le seul médicament qu'on puisse opposer à la pério-

tombée de l'arbre sous les yeux de Newton, et ce fait lui promettait la clef d'une série indéfinie d'accidens jusque là inexpliqués dans l'histoire de la médecine pratique. Les épreuves furent multipliées et s'accordèrent toutes avec la première ; chacune des nombreuses observations que ses élèves et lui firent d'abord sur eux-mêmes, puis sur d'autres personnes bien portantes, concoururent à démontrer invariablement que tout remède reconnu spécifique ne l'est que par sa faculté de produire dans des corps sains des symptômes analogues à ceux de la maladie qu'il a la vertu d'exciter; et *vice versâ*, que toute substance médicinale produisant un groupe d'accidens pathologiques ressemblant à une maladie, guérit cette dernière.

Jusqu'à Hahnemann les médicamens étaient administrés d'après l'empirisme ou, si l'on

---

dicité des névroses. La pulsatille, la fève Saint-Ignace, l'aranea diadema, etc., reproduisent périodiquement des apparitions morbides, tel le matin, tel autre le soir, celui-ci le jour, celui-là la nuit, l'un avec frisson, l'autre avec soif, etc. et sont appelés également à combattre homœopathiquement des accidens périodiques. En d'autres termes la périodicité est une perversion des mouvemens nerveux, que produisent semblablement des causes maladives et certains agens médicateurs éprouvés veut, l'expérience, mais non point en vertu d'une loi positive, et leur résultat toujours douteux se confondait avec le trouble organique ou se perdait dans des mélanges pharmaceutiques. Aussi l'art ne connaissait-il point de ressources sur lesquelles il pût compter infailliblement. La loi de la spécificité étant trouvée, de nombreux adeptes enrichirent bientôt la matière médicale pure, en étudiant successivement les accidens que produisaient sur eux les substances, soit végétales, soit minérales, soit animales, prises pures et sans mélange. Grâce à cette méthode rationnelle et hippocratique, d'étudier les agens thérapeutiques, on possède aujourd'hui plus de deux cent cinquante-huit substances dont on connaît au juste la portée, la durée d'action et les antidotes propres à modérer au besoin leur trop d'énergie :

Les médicamens éprouvés sont, jusqu'à ce jour, les suivans :

1. *Acidum hydrocyanicum.*
2. — *muriaticum.*
3. — *nitricum.*
4. — *phosphoricum.*
5. — *sulphuricum.*
6. *Aconitum.*
7. *Ægopodum podagra.*
8. *Æthusa cynapium.*
9. *Æther phosphor.*
10. *Agaricus muscarius.*
11. *Agnus castus.*
12. *Allium sativum.*
13. *Aloë.*
14. *Alumina.*
15. *Ambra grisea.*
16. *Ammonium carbonicum.*
17. — *causticum.*
18. — *muriaticum.*
19. *Amygdalæ amaræ.*
20. *Anacardium.*

21. *Angelica sativa.*
22. *Angustura.*
23. *Anthrax.*
24. *Anisum stellatum.*
25. *Antimonium crudum.*
26. — *regulinum.*
27. — *tartaricum.*
28. *Aranea diadema.*
29. *Argemone mexicana.*
30. *Argentum foliatum.*
31. — *nitricum.*
32. *Argilla pura.*
33. *Aristolochia clemat.*
34. *Armoracia.*
35. *Arnica montana.*
36. *Arsenicum album.*
37. *Artemisia absynth.*
38. — *vulgaris.*
39. *Assa fœtida.*
40. *Asarum europæum.*
41. *Asclepias curas saviens.*
42. *Asparag. offic.*
43. *Athamenta.*
44. *Aurum foliatum.*
45. *Balsamum copaivæ.*
46. *Bardanna.*
47. *Baryta acetica.*
48. — *carbonica.*
49. — *muriatica.*
50. *Belladona.*
51. *Bismutum metallicum.*
52. — *præci.*
53. *Boletus satana.*
54. — *hervin.*
55. *Borax veneta.*
56. *Bovista.*
57. *Bromum.*
58. *Brucea antidys.*
59. *Bryonia alba.*
60. *Caladium seguinum.*
61. *Calcarea acetica.*
62. — *carbonica.*
63. — *sulphurica.*
64. *Calendula.*
65. *Camphora.*
66. *Cancer fluviatilis.*
67. *Cannabis sativa.*
68. *Cantharides.*
69. *Capsicum annuum.*
70. *Carbo animalis.*
71. — *vegetabilis.*
72. *Carduus benedictus.*
73. *Cascarilla.*
74. *Castoreum.*
75. *Causticum.*
76. *Chamomilla.*
77. *Chelidonium.*
78. *Chenopod. Botrys.*
79. *China.*
80. *Chin. sulph.*
81. *Clor.*
82. *Cicuta virosa.*
83. *Cina.*
84. *Cinnabaris.*
85. *Cinnamomum.*
86. *Clematis erecta.*
87. *Coccinella.*
88. *Cocculus.*
89. *Coffea.*
90. *Colochicum.*
91. *Colocynthis.*
92. *Columbo.*
93. *Conium maculatum.*
94. *Copaiva.*
95. *Corallia rubra.*
96. *Cortex. samb.*
97. *Crocus metallor.*
98. — *sativus.*
99. *Cuprum acesicum.*
100. *Cuprum metallicum.*
101. *Cyclamen europeum.*
102. *Digitalis purpurea.*
103. *Dulcamara.*
104. *Eugenia Jambos.*
105. *Enod. æsul.*
106. *Euphorbia cyparis.*
107. *Euphoobia officii.*
108. *Euphrasia.*
109. *Evonymus.*
110. *Ferrum aceticum.*
111. *Ferrum carbonic.*
112. — *metallicum.*
113. — *muriaticum.*
114. *Filix mas.*
115. *Formica rufa.*
116. *Gallæ.*
117. *Graphites.*
118. *Gratiola.*

119. *Guaïacum.*
120. *Heliotrop. Per.*
121. *Helleborus niger.*
122. *Hepar sulphur. Calc.*
123. *Hyosciamus niger.*
124. *Jacea.*
125. *Jalappa.*
126. *Jatropa curcas.*
127. *Ignatia amara.*
128. *Indigo.*
129. *Iodium.*
130. *Ipecacuanha.*
131. *Juncus pilosus.*
132. *Kadmus sulph.*
133. *Kali carbonicum.*
134. — *hydrobomicum.*
135. — *hydrojodinicum.*
136. — *sulphuricum.*
137. — *zooticum.*
138. *Lachesis.*
139. *Lamium album.*
140. *Lapis magnes.*
141. *Lauro-cerasus.*
142. *Ledum palustre.*
143. *Lolium temulent.*
144. *Lycopodium.*
145. *Magnesia carbonica.*
146. — *sulphurica.*
147. *Manganum aceticum.*
148. — *carbonicum.*
149. *Marum verum.*
150. *Menianthes trif.*
151. *Mercurius aceticus.*
152. — *dulcis.*
153. — *præcip. rubr.*
154. — *sol. Hanhem.*
155. — *sublim. coros.*
156. — *vivus.*
157. *Mezereum.*
158. *Millefolium.*
159. *Milleped.*
160. *Morphium aceticum.*
161. *Moschus.*
162. *Murias magnesiæ.*
163. *Natrum carbonicum.*
164. — *hydrojo.*
165. — *muriaticum.*
166. — *sulphuricum.*
167. *Niccolum carbonicum.*
168. *Nitrum.*
169. *Nux moschata.*
170. — *vomica.*
171. *Œnanthe croc.*
172. *Oleander.*
173. *Oleum animale æther.*
174. — *terebinthinæ.*
175. *Ononis spinosa.*
176. *Opium.*
177. *Ozæna.*
178. *Oxalis acetos.*
179. *Pæonia officinalis.*
180. *Paris quadrifolia.*
181. *Petroleum.*
182. — *tenax.*
183. *Petroselinum.*
184. *Phellandrium.*
185. *Phosphorus.*
186. *Pichurim.*
187. *Platina.*
188. *Plumbum aceticum.*
189. — *muriaticum.*
190. — *regulinum.*
191. *Prunus padus.*
192. — *spinos.*
193. *Psoricum.*
194. *Pulsatilla.*
195. *Rana bufo.*
196. *Ranunculus bulbosus.*
197. — *sceleratus.*
198. *Raphania arvens.*
199. *Ratanhia.*
200. *Rheum.*
201. *Rhododendrum.*
202. *Rhus toxicodend.*
203. *Ricinus com.*
204. *Rorella s. drosera*
205. *Ruta graveolens.*
206. *Sabadilla.*
207. *Sabina.*
208. *Sambucus.*
209. *Salsaparilla.*
210. *Sassafras.*
211. *Scilla.*
212. *Secale cornutum.*
213. *Sedum acre.*
214. *Selenium.*
215. *Senega.*
216. *Senna.*

217. *Sepia.*	238. *Taraxacum.*
218. *Serpentaria.*	239. *Thea.*
219. *Serpyllum*	240. *Theridion.*
220. *Silicea.*	241. *Thuya.*
221. *Sokkotherli.*	242. *Tiglium.*
222. *Solanum licopersicum.*	243. *Tinctur. acris s. kali.*
223. — *mamosum.*	244. *Tormentilla erect.*
224. — *nigrum.*	245. *Trifolium fibrinum.*
225. — *pseudocapsicum.*	246. *Ulmi cortex.*
226. *Spigelia.*	247. *Uva ursi.*
227. *Spongia marina.*	248. *Valeriana.*
228. *Stannum.*	249. *Variol. hum.*
229. *Staphisagria.*	250. *Veratrum alb.*
230. *Stereocaulon.*	251. *Verbascum.*
231. *Stramonium.*	252. *Vinca.*
232. *Strontiana carbonica.*	253. *Vincetox.*
233. *Succinum.*	254. *Viola odorata.*
234. *Sulphur.*	255. *Viola tricolor.*
235. *Sulphuris tinct.*	256. *Vitrum antimon.*
236. *Sulphur. aurat.*	257. *Zincum metallicum.*
237. *Tabacum.*	258. *Zingiber.*

On conçoit que pour avoir un tableau fidèle des effets pathogénétiques de ces substances, des désordres qu'elles entraînent et conséquemment de leurs propriétés curatives, il a fallu répéter un grand nombre de fois les mêmes épreuves avec une persévérance que pouvait seule alimenter la profonde conviction d'un but utile. Hahnemann, pour sa part, y a consacré quarante années de sa vie et, s'il est une chose capable d'appeler la confiance et l'intérêt du monde savant sur une étude si féconde en résultats importans, c'est la patience, le calme avec lesquels cet auteur poursuivit pas à pas les traces du vrai dans une circonstance où la précipitation, l'enthousiasme même eussent trouvé des excuses.

Dès qu'il se vit en possession d'armes éprouvées, d'agens sûrs et spéciaux pour un nombre considérable d'états maladifs, Hahnemann commença à les appliquer à la guérison des malades. Mais, quelque petites que fussent les fractions de grains qu'il mit d'abord en usage, ces doses se trouvèrent encore assez énergiques pour exalter formidablement les symptômes et mettre les malades en danger. Il comprit aussitôt que, d'après ce mode d'agir directement sur le tissu souffrant, il ne fallait y toucher la fibre irritée qu'avec une excessive délicatesse : il procéda donc à de nouvelles divisions, fractionna graduellement les doses jusqu'à ce que leur effet salutaire fût précédé du moindre trouble organique possible, jusqu'à ce que le mieux être chez le malade se fît apercevoir presque sans secousse et c'est ainsi qu'il fut conduit par l'expérience, le tâtonnement et la prudence à ces atténuations excessivement subtiles auxquelles il nous paraissait impossible de soupçonner encore la moindre action sur l'homme.

Ne rions plus, Messieurs, car inflexible est la

puissance des faits. Reconnaissons qu'habitués à agir avec des masses médicamenteuses, nous avons toujours ignoré quelle partie de cette masse devenait active et comment elle le devenait; confessons notre ignorance, observons mieux à l'avenir et répétons avec Pascal : « La dernière démarche de la raison, c'est de reconnaître qu'il est une infinité de choses qui la surpassent. Elle est bien faible si elle ne va pas jusque-là. »

C'est l'exiguité de ces doses qui a prêté le plus à l'incrédulité et aux sarcasmes, et cependant, si l'on prend la peine d'y réfléchir, un corps quelconque, doué de propriétés médicinales les posséderait-il si toutes les molécules qui composent ce corps ne participaient pas à ces propriétés? La masse de ce même corps, doué d'une propriété, est-elle autre chose que le véhicule de cette propriété que l'on met très souvent beaucoup mieux à découvert en écartant les molécules dont se compose la masse? Ne savons-nous pas que les agens les plus puissans de la nature sont insaisissables à nos sens? eh! que de phénomènes dans le domaine de l'histoire naturelle nous attestent la force de la matière subtilisée! Les modifications les plus vives et les plus rapides de nos sensations proviennent de causes dont l'essence matérielle est encore moins saisissable par nos sens ou notre imagination que ne l'est la plus petite dose homœopathique. Quels atômes engendrent ces inexplicables aversions que certains objets nous font ressentir? Le musc répand son parfum dans un grand espace, sans rien perdre de son poids : il en est de même de bien d'autres substances odoriférantes. L'ambre fournit plus d'odeur à mesure qu'il est plus divisé. Tels réactifs chimiques n'agissent qu'à un degré considérable de chaleur, tels autres étendus d'une immense quantité de liquide.... Qui pourrait calculer le degré de divisibilité de la matière dans la piste suivie par le chien de chasse? dans les exhalaisons fébrifères des marécages? dans l'énorme quantité d'eau que colore un seul grain d'acétate de cuivre, etc.? Qui ne connaît les expériences de Spallanzani sur la fécondation des œufs de grenouilles? La reproduction des végétaux offrirait des exemples encore plus surprenans de la puissance des atômes. Tout cela ne s'explique guère, il est vrai, non plus que l'action médicatrice d'un atôme médicinal, non plus que celle d'un gros de quinquina ou d'une cuillerée de rhubarbe. Mais quand nous serons familiarisés avec l'idée, si choquante de prime-abord, des doses infinitésimales, nous ne pourrons peut-être plus comprendre (1) qu'on ait si long-temps prétendu imprimer aux mouvemens vitaux une tendance curative, soit en appliquant aux surface viscérales, soit en ingérant dans la circulation des substances que leur état matériel expose à la réaction qu'exerce tout tissu vivant contre les corps extérieurs, réaction à laquelle ces mêmes corps semblent se soustraire, quand un écartement considérable de leurs molécules a développé, sublimé, leur vertu native, lattente sous leur état brut, et les a rapproché, en quelque sorte, des corps impondérés que nous voyons exercer une si puissante action dans l'univers. Ne serait-ce point en échappant ainsi

---

(1) J'ai entendu dire à un médecin allopathe : l'histoire de toute opposition scientifique se partage en trois époques; à la première lueur d'une vérité nouvelle on s'écrie : C'est absurde, c'est impossible, dans un an il ne sera plus question d'une pareille folie. La découverte survit-elle à ces anathèmes? Les critiques regardent de plus près et disent alors : vous ne nous apprenez rien de nouveau, depuis long-temps on savait cela. (C'est la seconde époque.) A la troisème : assurément, soutiennent ces mêmes gens, nous n'avons jamais dit autre chose; c'est ce que nous avons toujours répété.

à la réaction vitale, que certaines matières inaperçues nous pénètrent, incubent dans l'économie et y développent l'état anormal appellé *maladie*? Ne serait-ce point aussi par la division, l'agitation, le frottement que la nature procède à la création des virus et des miasmes, sources impondérables d'où émanent les épidémies, la variole, la scarlatine, etc.?

Quoi qu'il en soit, l'analogie des médicamens homœopathiques et des miasmes, n'est pas si étrange qu'il faille la rejeter sans réflexion. Il faut aux uns et aux autres, un temps d'incubation pour arriver à troubler l'organisme; les uns et les autres font naître des désordres à durée déterminée; et puisque des miasmes peuvent produire les maladies, pourquoi d'autres miasmes ne pourraient-ils pas les guérir?

Les miasmes médicinaux qu'utilise l'homœopathie diffèrent de nos drogues administrées par gros et par onces, en ce que leurs effets, toujours constans, sont connus à l'avance et calculés suivant le résultat qu'on cherche, tandis que les dernières provoquent, il est vrai, des effets, quelquefois même fâcheux, mais jamais avec certitude et uniformité.

Enfin, le but d'un traitement homœopathique n'étant pas, comme nous l'avons dit, de combattre des symptômes en contrariant la nature, mais de réveiller celle-ci et de la guider, les remèdes homœopathiques, ou si l'on veut sympathiques au mal, doivent alors agir même en doses les plus petites possible.

D'après tout cela, le bon sens ne semble-t-il pas militer en faveur de la simplicité et de l'exiguité des doses (1)?

---

(1) On le croira peut-être avec peine. Une des causes qui ont mis le plus d'entraves aux progrès de l'homœopathie, c'est l'action souvent trop vive de ces atômes regardés comme inertes par des esprits superficiels. Accoutumés, en allopathie, à n'obtenir que de petits résultats avec nos grandes doses, nous sommes longtemps dans notre début homœopathique, poussés par un doute involontaire à ajouter un *rien* de plus à ce qui ne nous paraît qu'un rien, appréhendant toujours une nullité d'action. Celle-ci ne trouve que rarement des constitutions réfractaires, tandis que si l'on rencontre une susceptibilité nerveuse très élevée, comme il arrive chez les individus qui ont souffert longuement, l'action médicatrice se prononce avec une vigueur difficilement coërcible. La difficulté de calculer l'atténuation sur le degré de nervosité nous paraît le grand obstacle de la pratique. Les effets du remède sont le doux et paisible? le malade est tenté d'en nier la vertu; sont-ils au contraire trop énergiques? il s'inquiète et consulte ses alentours qui ne manquent guère d'augmenter la terreur que lui suggère l'étrangeté du fait. Ce sera bien pis, s'il en réfère au médecin allopathe.

Pour ma part, je le confesse, quand je n'ai pu connaître

L'ensemble du traitement homœopathique se réduit donc à un principe simple et à quelques règles pratiques tout aussi peu compliquées.

Il faut agir dans le même sens que la nature, en l'imitant, en favorisant ses efforts de réaction vitale, nommés symptômes, et qu'éveille toute cause tendante à désaccorder les fonctions.

Choisi contrairement à l'axiôme de Galien et en vertu de la loi des semblables, le remède homœopathique est donné dans sa forme la plus simple et sans mélange.

Il doit être administré dans la plus petite

d'avance à quelle nervosité j'avais affaire, c'est presque toujours par une action médicatrice trop véhémente que j'ai vu s'éloigner la confiance du malade. Ce dernier ne saurait être trop prévenu qu'il est exposé à une aggravation passagère et facile à calmer par les antidotes du remède qu'il aura pris. Je me suis convaincu, en mainte occasion, qu'aucun moyen allopathique n'est capable d'arrêter la maladie artificielle qui s'est developpée, mais qui cède à un antidote, ou finit avec l'action de la substance ingérée. Quelle erreur donc de recourir, dans son effroi, au médecin allopathe! Surpris lui-même des accidents qu'il apperçoit, il s'écriera (avec bonne foi peut-être) : l'on vous a trompé, ce que vous avez pris est sans doute une drogue épouvantable, car l'homœopathie ne peut produire ni bien ni mal.

dose possible, pourvu que'lle agisse encore, et comme nous l'avons exposé, c'est une découverte des plus importantes en physiologie que cette action des doses atténuées au point où l'expérience a conduit les homœopathistes.

1° La dose doit être suffisante pour agir, insuffisante pour nuire, capable d'élever seulement d'un degré infinitésimal l'action vitale dans le foyer du mal.

2° On ne donne jamais à la fois qu'un seul médicament pur, dont l'effet sur l'homme sain est bien connu, et, pour que son action soit également franche et pure, rien de médicinal ne doit faire partie des alimens.

3° On ne prescrit un second remède que quand la durée d'action du premier est terminée ou que son action est nulle.

4° On a l'avantage de connaître d'avance l'arme dont on fait usage et l'antidote qui, au besoin, modérerait ses effets

En un mot, le médecin homœopathiste se rend toujours compte de ce qu'il fait et emploie des substances qui ne peuvent nuire directement. La médecine vulgaire pourrait-elle se vanter du même avantage? Que de maux chroniques sont le produit de l'art aveugle de la pharmacie ! En France, il faut l'avouer, les formules compliquées sont aujourd'hui presque généralement délaissées; cependant on procède encore à quelques mélanges qui atténuent, quand ils ne l'annulent pas, la propriété du remède principal; c'est ainsi que nous voyons réunir ensemble le camphre et l'opium qui sont antidotes l'un de l'autre. Comment au sein du cahos résultant tout à-la-fois des mixtions médicinales et du désordre fonctionnel inhèrent à l'état morbide se rendre raison d'une action médicatrice? L'allopathe appelé pour un cas grave, dont il assume sur lui la responsabilité, est d'autant plus inquiet qu'il est moins sûr de ses agens de guérison; il surveille jour et nuit des accidens qu'il n'est certain ni d'avoir vaincu ni de vaincre bientôt, car à la sédation d'un moment que donnent les sangsues succèdent souvent d'effroyables paroxysmes (ce que ne voit jamais l'homœopathie); à chaque instant il déplore la funeste incertitude d'un art qu'il n'exerce plus que comme un métier nécessaire; il passe du découragement au doute et, quand l'âge et l'expérience l'ont rendu expectant, il finit par se faire un mérite de ne plus croire à la médecine.

Lorsque, détrompé des promesses de l'école par l'observation pratique, on en est réduit à ces phrases sonores et ambigües, à ce beau parler, à toutes ces ressources d'un charlatanisme poliment appelé *savoir faire* qui constituent un médecin à succès et à l'ecclectique emploi d'une multitude de préparations nouvelles, empiriquement préconisées, n'est-on pas bienheureux de pouvoir rallier ses idées à une loi positive, contemporaine de la création, comme dit Bigel, loi plus d'une fois soupçonnée, jamais trouvée et qui, sans l'Hippocrate du nord, serait encore enfouie au fond du puits de la vérité. Il est doux pour celui qui aima son art, de renaître à une croyance, de se voir encore en possession d'être utile, de se dire : enfin la médecine est trouvée. Ce fut le sentiment qui me domina et m'enhardit, lorsque mes premières cures homœopathiques (faites comme essai) vinrent porter le trouble dans mes facultés pensantes, me démontrer le néant de notre science actuelle et m'indiquer une issue pour en sortir.

La découverte de Hahnemann, due au hazard autant qu'à son génie, murie lentement, si sobre de préceptes et si riche en conséquences fait faire à la thérapeutique médicale un pas immense hors du cercle de déceptions dans lequel elle n'a cessé jusqu'ici de tourner. Grâce à elle la réalité succède aux hypothèses, la certitude aux tâtonnemens, le cahos thérapeutique se débrouille, et tout vient s'asseoir sur un principe unique, pur, naturel, qui brave les réfutations de l'école et lui répond comme fit Diogène au sophiste qui niait le mouvement : *en marchant.*

Qu'on n'aille pourtant pas conclure de ceci que l'homœopathie a la prétention de guérir toutes les maladies, de répondre à toutes les indications, de se substituer dans tous les cas possibles aux autres méthodes. Née d'hier la science nouvelle a autant à chercher qu'elle a découvert ; elle adresse à la thérapeuthique l'hommage des ressources qu'elle a trouvées, sans dissimuler toutefois qu'il est des circonstances où elles sont impuissantes; qu'il lui reste encore plus d'une lacune à combler, plus d'un doute à éclaircir.

D'après l'aveu de plusieurs médecins dont le nom fait autorité dans la jeune école allemande, l'homœopathie, supérieure à leurs yeux et préférable à l'allopathie pour la plupart du temps, ne leur a pourtant pas suffi constamment, et ils n'ont pu amener certaines affections à leur guérison complète sans appeler quelquefois à leur aide les moyens ordinaires. Certains d'entre eux n'ont renoncé entièrement ni à la saignée, ni à l'émétique, ni aux sinapismes. Telle est en partie l'opinion des chefs de clinique de Leipsig et de quelques praticiens de cette ville qui font, en quelque sorte, schisme et se trouvent en désaccord dogmatique avec les purs, les fidèles de la doctrine.

Cette dissidence, néanmoins, nulle quant au fond des principes, ne porte que sur des questions d'une importance très secondaire. Ainsi, les docteur Trinks et Wolf à Dresde se sont prononcés pour la répétition des doses d'un même remède, nécessité reconnue aujourd'hui par Hahnemann lui-même. Les docteurs Hartlaub et Rummel ne saignent dans aucun cas et répètent les mêmes doses en les renforçant; tandis que le docteur Kretschmar regarde la saignée comme souvent utile et se permet d'administrer certains médicamens homœopathiques dans des potions liquides. Le docteur Lichtenfelz, un des plus consultés à *Wien*, admet les bains, les applications extérieures, etc.

Quelques discussions aujourd'hui terminées, ont quelque temps rempli les feuilles périodiques de la nouvelle école. Il s'agissait des limites que pouvaient embrasser les procédés homœopathiques.

S'obstiner à ne reconnaître rien de bon et rien de vrai dans les anciens systèmes et croire le nouveau parvenu à sa perfection, disaient quelques-uns, c'est attaquer un des principes fondamentaux de notre art régénéré, qui calculant son succès d'après la réaction de l'organisme doit par cela même reconnaître des circonstances où cette réaction n'a pas lieu et où il est rationnel d'invoquer des secours antipathiques ou allopathiques. Regarder comme non homœopathiste le médecin qui, à défaut d'homœopathie possible, rentre dans les voies ordinaires, ne serait-ce pas refuser ce titre à Hahnemann lui-même qui, dans son Organon (ch. 159), indique pour l'asphyxie et les empoisonnemens l'emploi de stimulans et de neutralisans? Il est d'autres cas où, la vitalité des tissus abolie, un remède homœopathique ne serait plus utilisé; et ce qui arrive pour l'ensemble du système organique dans l'axphyxie peut bien arriver pour un seul organe en particulier, quand par suite de congestion, de stase sanguine dans les capillaires, de collection liquide ou de toute autre cause, cet organe a perdu ses connexions dynamiques; que ses relations nerveuses sont interrompues, son tissu privé de sensibilité ou en proie à une dégénérescence avancée.

Ceux qui soutiennent l'opinion qu'on peut, en médecine homœopathique, s'aider accessoirement de quelques ressources allopathiques s'appuient sur les propres paroles de Hahnemann dans divers endroits de sa matière médicale pure quand, par exemple, il indique l'opium contre les accidens que fait naître la belladone, le café contre l'indigestion, le camphre contre l'influenza, etc. ils traduisent ces observations du fondateur par l'axiôme suivant: *un moyen antipathique ou allopathique est préférable à un homœopathique quand il guérit plus sûrement et plus vite.* Ils remarquent, en outre, que dans l'état chronique il arrive à Hahnemann d'opposer à la réaction organique trop faible ou trop tardive l'application sur la peau d'emplâtres de poix pure ou aiguisée avec la poudre d'euphorbe, de cantharides, etc.; tandis que dans l'état aigu il se sert quelquefois comme auxiliaires de l'électricité et du magnétisme, ce qu'ils traduisent encore ainsi : *un moyen antipathique ou allopathique doit être ajouté au remède homœopathique, quand celui-ci rencontre une trop faible ou trop tardive réaction.* Rummel (dans l'allgemeine hom. Zeitung, 2° Band. 1833) s'exprime en ces termes : « je ne puis être de l'avis de notre maître quand il dit que toute espèce de déplétion sanguine entraîne une débilité fâcheuse de l'économie. Ce qui concourt au rétablissement fortifie, et ce qui le retarde affaiblit. Si toute évacuation sanguine était si nuisible, la nature aurait bien maltraité la belle moitié de l'espèce humaine. Mon observation pratique me démontre l'homœopathie guérissant mieux les inflammations en général que ne le fait la méthode allopathique; mais j'ai rencontré aussi des cas de maladies où la saignée m'a paru indispensable. J'en parle, bien entendu, comme d'un palliatif impuissant par lui-même à compléter la guérison : mais je crois qu'il est des circonstances où le remède homœopathique n'agit bien qu'après une saignée préalable, et d'autres où, quelque inconvénient qu'il puisse y avoir à affaiblir le malade, la faiblesse est encore préférable à la mort. »

Nous nous abstenons de commentaires sur ces paroles du docteur Rummel. La grande et belle découverte de S. Hahnemann est tombée dans le domaine de la science à qui désormais elle appartient. C'est aux savans philosophes, judicieux, impartiaux, à juger le grand homme et ses écrits sous le triple rapport des lumières, de la certitude et de l'utilité pratique; et probablement les contre-indications et modifications apportées par le fondateur dans l'application de ses préceptes, ne seront pas les dernières qu'aura suggérées une sage expérience : le terme de la perfectibilité dans les sciences est une utopie comme en politique.

La révulsion cutanée à l'aide du raifort sauvage ou de la poix de Bourgogne, de légères déplétions sanguines, des cataplasmes émolliens, des lotions d'eau, sont, comme les boissons inertes, des moyens en quelque sorte négatifs, n'ayant en eux-mêmes rien de médicinal et ne pouvant atténuer de beaucoup l'activité d'un remède homœopathique; mais si l'on peut se passer complétement de ces accessoires, quelle utilité de recourir à ce luxe peu agréable? D'autre part on veut se persuader, tant est grande la force de l'habitude, qu'il est indispensable de saigner dans les violentes inflammations du cœur, du cerveau, des poumons, etc.; et pourtant nos pères ont guéri sans la saignée, et pourtant Rasori éteignait ces épouvantables turgescences du sang sans le soustraire, et pourtant enfin un nombre imposant d'expériences comparatives a prouvé aux homœopathistes (tels que Rückert), qui mettaient en usage le double procédé: *que dans le croup, la pneumonie, la pleurésie, etc., une saignée préalable au médicament homœopathique, sans avantage réel, avait au contraire le même inconvénient qu'en allopathie, celui de laisser le malade pendant des mois et des années en proie à un surcroît d'irritabilité qui favorise de nouveaux troubles maladifs*; tandis que par l'homœopathie pure, ces mêmes médecins obtiennent des résultats aussi prompts, aussi rapides que peut les procurer momentanément la saignée, mais plus francs et plus durables.

Les maladies qui nous ont paru céder avec le plus de promptitude aux moyens homœopathiques, sont: les phlegmasies aiguës, les exanthèmes, l'angine, les divers états fébriles, la gastrite, la gastro-entérite, l'hépatite, la métrite, etc., la pneumonie, les catarrhes aigus ou chroniques, les scrofules, les ulcères atoniques, vénériens, scorbutiques, variqueux, les dartres humides, etc.; l'hydrocèle, l'orchite, la hernie récente; l'induration de l'épididime, les verrues et les condylômes; quelques tumeurs squirrheuses non ulcérées; la plupart des névralgies, quelquefois la carie, etc.; certaines ophthalmies, et quoique avec lenteur, la goutte et les rhumatismes, etc.

Parmi les affections, au contraire, qui semblent jusqu'ici les plus rebelles à l'homœopathie, nous citerons l'amaurose, les dartres sèches, la couperose du visage, le cancer, la phthisie, l'ascite après la ponction, etc.

OBSERVATIONS CRITIQUES

SUR

L'HOMOEOPATHIE.

La science est la propriété intellectuelle de l'homme, et il doit attacher d'autant plus de prix à celle qu'il posséde, qu'elle lui a coûté plus de peine à acquérir. Les préjugés des savans leur sont par là même plus chers, qu'à la multitude les siens.

On aurait lieu de s'étonner qu'une découverte qui vient bouleverser une science, lui donner une face nouvelle, ne rencontrât pas doute, obstacle, opposition, haine, persécution. En fait de connaissances, comme en politique et en religion, les croyances sont diverses, et chacun cherche à défendre la sienne de son mieux. Il est donc naturel que de nombreuses critiques, que de violentes aggressions se soient élevées et s'élèvent encore contre l'homœopathie; pourquoi s'en plaindre puisque la lutte des opinions peut tourner au profit des lumières et de la vérité?

Nous tenterons de prévenir, en les réfutant d'avance, quelques objections, sans nous arrêter toutefois aux plaisanteries insipides qui se répètent depuis vingt ans; par exemple : on dit que d'après la loi des semblables, il faudrait guérir un coup par un autre coup, une chute en faisant une autre chute, une indigestion par un repas (1), une frayeur par une nouvelle frayeur, un empoisonnement par le même poison, etc. On pourrait demander aux auteurs de ces spirituelles facéties depuis quand *homœopathie* veut dire *homopathie*, en d'autres termes, si les mots *semblables* et *mêmes* sont synonymes, si ce qui est *analogue* est *identique*, si *mal qui ressemble* est l'équivalent de *même mal*. Le médicament capable de produire le plus de symptômes ressemblant à

---

(1) Ce sont pourtant des gens graves, aspirant par état à guérir leurs semblables, que nous voyons se ranger ainsi au niveau du Figaro qui nous a appris, dans un de ses articles, comme quoi l'homœopathie fut découverte par un indigéré récalcitrant contre la diète, lequel parvint à se guérir, en dépit de son médecin, avec des tranches de gigot.

ceux de la maladie qu'on veut guérir, n'a pas la puissance de faire naître la maladie elle-même, mais il y répond homœopathiquement, c'est-à-dire que la similitude de symptômes induit à présumer qu'il agira sur le foyer morbide. Contradictoirement à cette observation, on a vu tels médicamens, par exemple le soufre, le mercure, à dose infinitésimale, détruire les pernicieux effets des doses colossales de ces mêmes drogues ; mais, dans ce cas, la préparation employée était différente. La chaleur fait avorter la brûlure, le froid guérit la congélation, mais il n'y a pas identité de température.

D'autres plaisans répètent encore qu'un grain de kina ou de jalap, jeté dans le lac de Genève, transformerait ses eaux en un excellent remède homœopathique : ils pourraient bien avoir raison, pourvu qu'ils se procurassent une fiole assez grande pour contenir le lac et un bras assez vigoureux pour secouer convenablement une pareille fiole.

Réservons notre attention pour de plus sérieuses attaques.

On reproche à l'homœopathie de ne s'appuyer que sur l'examen des symptômes, sans attacher aucune importance à l'étude ou à la recherche des causes. Il est vrai qu'elle regarde l'appréciation de ces dernières comme peu fidèle, et les premiers comme la seule expression réelle de la souffrance organique; mais elle ne néglige point pour cela l'écartement de la cause quand elle peut parvenir à la connaître, elle la recherche même avec soin, et c'est à sa connaissance qu'elle doit souvent le bon choix du médicament. *Tolle causam*, dit toujours l'école allopathique, et elle a raison pour ce qui est de la cause occasionelle quand elle est connue; mais après que celle-ci a cessé d'être présente, la maladie qui en a reçu l'occasion de se développer, existe ensuite par elle-même et n'a souvent plus aucun rapport avec l'influence qui lui a été opportune. Il faut bien alors, sans égard à la cause, se guider uniquement d'après les symptômes.

Quant à la cause que les pathologistes ont nommée *cause prochaine*, c'est-à-dire au changement occulte dans l'intérieur de l'organisme, d'où résulte le trouble fonctionnel..... ce sera probablement toujours un mystère aussi inaccessible à l'intelligence humaine que le sont tant d'autres actes de la nature, la production des tissus anormaux dans le corps humain, celle des tubercules pulmonaires, des kystes hydatidaires, et des autres transformations organiques ; et si l'on jette un regard dans le vaste domaine de l'histoire naturelle, cette multitude de phénomènes si surprenans, depuis la germination et la fécondation végétales, jusqu'à la métamorphose des chenilles, etc. Qui nous apprendra pourquoi chez tel malade une assez longue existence sera compatible avec la présence d'énormes tumeurs squirrheuses que l'on voit siéger, quelquefois sans de grands inconvéniens, près de viscères essentiels à la vie, tandis que dans d'autres cas le dérangement de la moindre fibrille excite d'épouvantables douleurs, tandis que la mort a souvent frappé sans que l'on trouve après elle aucune trace de lésion? qui nous dira pourquoi la sciatique, l'hystérie, diverses névroses, pourquoi des affections horriblement douloureuses ne s'expliquent sur le cadavre par aucune altération de tissu? La section des transformations organiques nous apprend bien qu'il y avait incurabilité, impuissance de notre art, mais malgré les nécroscopies, malgré les théories, le tableau des symptômes sera toujours le meilleur guide pratique, lors même qu'on n'aura plus pour ressource que des secours palliatifs.

On a accusé l'homœopathie de n'être point rationnelle ; mais alors que faut-il entendre par ce mot? s'il ne s'agissait que de théories à émettre la difficulté serait légère; mais le raisonnement (des siècles en font foi), fut en médecine la source d'erreurs la plus féconde ; et il en sera ainsi tant qu'on n'aura pas comblé l'intervalle qui sépare les sciences médicales des sciences mathématiques. Considérons où en est arrivé l'art de guérir, après quatre mille ans de travaux successifs, conduit qu'il fut toujours par cette manie, plus particulière aux Français, de placer la théorie avant les faits? la partie descriptive de l'anatomie, envisagée comme branche d'histoire naturelle, la physiologie quand elle déduit ses faits de la physique, de la mécanique ou de l'analyse chimique, la chirurgie sous le rapport des applications mécaniques ou des opérations réglées sur la position anatomique, l'obstétrique elle-même, s'affranchissant sous plusieurs rapports, de doute et d'obscurité, nous offrent quelques points de précision et d'exactitude; mais hors de là, et sur-tout quand il s'agit de pénétrer l'essence des maux internes et de les combattre, ce n'est plus qu'un labyrinthe immense de faits contradictoires, d'opinions fluctuantes, d'hypothèses inconciliables, de pratiques ténébreuses.

Exige-t-on pourtant que, sans s'en tenir à l'observation hippocratique, on tente d'expliquer les actions homœopathiques d'après les lois actuellement connues de la physiologie? Disserter serait chose aisée.

Plus un organe est irrité, a dit l'école du Val-de-Grâce, et plus il a de tendance à contracter un surcroît d'irritation : il s'agit d'écarter avant tout ce qui peut favoriser une telle disposition irritative.

L'homœopathie pourrait dire de son côté : en vertu de la loi, *ubi stimulus ibi fluxus*, les molécules introduites dans l'économie ont toutes de la tendance vers le foyer d'irritation; mais à plus forte raison celles qui sont administrées d'après la connaissance acquise de leur affinité spéciale pour le tissu où siége le mal, de leur parenté homœopathique, pour ainsi dire, avec la maladie. Telle est : la direction que prend la cantharide vers les voies urinaires ; l'action du colchique, de la digitale sur le cœur ; celle du cocculus sur les reins, etc. Mais la sensibilité étant plus ou moins exaltée dans les organes souffrans, le raisonnement justifie encore les divers degrés d'atténuation auxquels il faut porter les substances éprouvé. L'expérience seule a conduit à l'infinitésimal, comme nous l'avons déjà dit ; elle nous a appris de plus que la promptitude d'action du remède est en raison directe de l'intensité du désordre fonctionnel ; voilà pourquoi les médecins homœopathistes préfèrent, pour l'éclat de la cure et sa célérité, avoir affaire aux maladies les plus violentes et les plus aiguës. Plus est grande l'acuité, plutôt le malade sera rétabli ; mais plus aussi dans ce cas le remède doit être minime : on comprend que ce procédé est encore très rationnel. Pour agir allopathiquement au contraire on ne saurait frapper trop fort, contrarier trop vivement, puisqu'il s'agit alors de déplacer un mal ou de l'annuler par un mal différent.

De toutes les méthodes qui successivement se décorèrent du titre de *rationnelles*, celle qu'a professée le docteur Broussais est la seule peut-être, qui ait mérité ce nom, de laquelle on pût dire : c'est le *bon sens appliqué à l'art* de soulager son semblable. Découvrir le point de départ du trouble fonctionnel, rétablir le calme par la sédation locale de l'organe irrité, n'appliquer la révulsion que sur un point éloigné du foyer d'irritation et sur un organe qui ne sympathise pas avec le foyer, seconder ce premier bienfait par la diète, le repos, les tempérans... Ces préceptes sont sans contredit rationnels, et personne plus que nous, ancien élève du professeur Broussais, n'eut d'admiration pour son génie, et ne proclama avec plus de conviction l'immortel service qu'il rendit en popularisant la simplicité des moyens curatifs, en signalant, le scalpel à la main, le danger des drogues et le nombre et l'étendue des maux enfantés par une aveugle polypharmacie... C'était un pas, sans s'en douter, vers l'homœopathie ; c'était détruire mais sans reconstruction suffisante, car la débilitation seule n'a pas le pouvoir de réaccorder l'organisme, et de légers agens de réaction vitale manquaient encore à cette école. Hahnemann contemporain du réformateur français, travaillait en silence à découvrir ces agens dont notre célèbre Broussais se plaît aujourd'hui à reconnaître la puissance avec une candeur qu'on n'aurait pas attendue de la part d'un créateur de doctrine, mais qui ne peut étonner ceux qui, comme nous, ont pu juger et apprécier de près la loyauté et la rectitude d'idées qui distinguent cet homme hors de ligne.

Les conséquences d'un traitement antiphlogistique, le plus doux de tous après l'homœopathie, le seul admissible quelquefois comme auxiliaire des modificateurs en atômes, sont néanmoins la faiblesse et la lenteur de la convalescence pour l'état aigu, l'impossibilité d'arrêter une désorganisation dans l'état chronique.

Les sectateurs de Hahnemann prétendent qu'avec leur mode curatif, 1° il n'est pas d'état aigu, quelque violent qu'il soit, qui ne doive céder et disparaître en peu d'heures, sans convalescence à la suite; 2° que parmi les maladies chroniques, désespoir de l'art, et réputées incurables, telles que spasmes, cataracte, goutte, caries, scrofules, etc., les quatre cinquièmes sont accessibles à une guérison profonde et définitive; 3° qu'enfin ils n'ont besoin d'aucune maladie surajoutée, telle que sinapismes, cautères, vésicatoires, purgatifs, etc.

Il faut avouer que cette promesse est séduisante; mais s'est-elle réalisée? Oui.... Parcourez l'Allemagne, et vous n'en douterez pas plus que nous n'en doutons aujourd'hui, nous qui fûmes d'abord plus incrédules que vous ne pouvez l'être encore.

L'action des doses infinitésimales ne s'explique pas clairement, réplique-t-on. Mais avez-vous expliqué mieux celle des modificateurs en usage? Savons-nous en vertu de quoi l'un est sédatif, l'autre stimulant, celui-ci soporifique, celui-là diurétique, tel autre emménagogue, ceux-là sialagogues, purgatifs, expectorans, etc., etc.? Ces actions sont plus incompréhensibles pour nous que celle d'un corps impondérable. Vous-même expliquez tant bien que mal les effets de l'électricité, du calorique, les influences de l'atmosphère. Mais d'après quel raisonnement admettez-vous l'emploi du soufre, du mercure, du quinquina? Vous avez fait du pur empirisme. Pourquoi l'opium fait-il dormir? *quia est in eo virtus dormitiva.* Avons-nous une réponse plus satisfaisante pour les autres questions de ce genre.

La science est-elle plus heureuse dans ses explications théoriques sur la naissance et le développement de nos maladies ? Sans doute il est très facile d'établir des genres, des classes, d'élever un édifice systématique sur une seule idée *à priori*, idée large servant de base commune et unique à une variété sans nombre de phénomènes dissemblables. Ces simplifications séduisantes pour l'intelligence de l'étudiant rendent raison de la fortune que firent les doctrines de Brown, de Rasori, etc... Mais quelque positive, quelque évidente qu'aient paru, comme base générale, l'asthénie, dans son temps, aujourd'hui l'irritation anormale des tissus, l'imagination brillante et souple d'un théoricien parviendrait-elle, en échafaudant les hypothèses, à coordonner autour de la base, objet de ses contemplations bien chères, les parties multiples de son sujet pour asseoir inébranlablement son édifice ? Vous bâtissez sur un accident visible, tel que la prostration, l'inflammation, et pourtant vous ne savez pas plus que nous ce que c'est qu'une inflammation. Nous la jugeons par ses quatre caractères, *tumeur*, *chaleur*, *rougeur*, *douleur*, mais la cause occulte de ces quatre phénomènes inflammatoires sera long-temps pour nous un mystère impénétrable comme celui des actes vitaux eux-mêmes. Quelqu'un a-t-il vu jamais l'épine de Vanhelmont? Est-il d'ailleurs bien exact de nommer *excès de force vitale*, *exaltation des propriétés de la vie*, l'état du tissu vivant où précisément l'activité s'éteint? dont la désorganisation va s'emparer ? Force et altération dans un même point ne sont-ils pas un *non sens*.

« Nul esprit créé, a dit Haller, ne saurait pénétrer dans l'intimité de la nature. » Les yeux sur ce précepte, les disciples de Hahnemann ont craint de s'égarer dans le dédale des théories et des hypothèses. Une marche hippocratique leur a paru plus rationnelle et plus propre à les guider fidèlement dans la voie de la vérité.

Où l'art de guérir a-t-il été conduit jusqu'ici par certains théoriciens, pour lesquels il est sans contredit plus facile de prodiguer le dédain ou d'exercer leur penchant à la critique que de voir, d'approfondir, d'interroger la nature, ou de méditer les œuvres de l'école nouvelle.

L'allopathie, qui attache tant d'importance à de vains raisonnemens sur les troubles pathologiques des organes, néglige une foule de circonstances maladives qui éclairent puissamment le praticien homœopathiste sur le choix de ses agens médicateurs, et dont les principales concernent les différentes lésions de la sensibilité ; ainsi par exemple, il arrive aux plaignans de dire : quelque chose me *cherche*, me *fouille* dans les côtés ; j'éprouve comme *un coup de marteau ;* j'ai la *sensation d'une scie,* d'un *feu brûlant,* une douleur qui *me tord,* qui *me pince, me tenaille,* etc... Mais que la souffrance affecte un caractère *lancinant*, *sécant*, *brûlant*, *pinçant*, *térébrant*, *pongitif*, *déchirant*, *tiraillant*, *fouillant*, *primant*, *cuisant*, etc., etc., qu'importent au médecin allopathiste ces expressions de son malade ? ces viciations de la sensibilité ont échappé à l'attention des pathologistes : superflues et insignifiantes à ses yeux, pour un traitement allopathique, elles ne le mettent sur la voie d'aucune modification dans l'ensemble des moyens qu'il destine par avance à la maladie, quand il est parvenu à la classer nosologiquement dans sa tête.

L'homœopathie au contraire tire un grand parti de ces diverses anomalies de la nervosité... Chacune d'elles guide la pensée vers un choix sympathique... Bien plus, le remède ne sera pas le même, suivant que la douleur ou l'accident caractéristique du mal sera plus violent le matin ou le soir, le jour ou la nuit, à l'air ou dans la chambre, le malade étant levé ou couché, que le sujet sera fort ou faible, d'un moral enjoué ou triste, etc.; nulle circonstance enfin n'est à dédaigner pour l'homœopathiste.

Les causes sont pour lui une base essentielle de traitement. Ainsi, l'étude et le fait ayant établi que l'arnica fait disparaître les lésions dont les chutes, les contusions, les commotions sont accompagnées, son emploi est indispensable quand la cause est de cette nature.

Des observations rigoureuses ont prouvé, par une raison semblable, l'utilité de l'acide sulfurique après l'écrasement des membres, celle de l'aconit et de l'opium pour les suites de la peur, de la staphysagria pour celles de indignation, de l'acide phosphorique pour celles des longs chagrins, de la matricaire, de la coloquinte pour les accidens consécutifs à la colère, de la strychnine pour ceux qui résultent d'un travail intellectuel prolongé ou de l'abus des boissons. Les excès d'un autre genre et en général toute faiblesse provenant de déperdition de fluides, admettent pour remède le china ou l'acide phosphorique (1). La haine et l'ennui concentré occasionent une foule de maux qu'un médecin ne peut soulager s'il ne connaît parfaitement les effets particuliers de la fève Saint-Ignace qui donne au sujet qui en fait usage l'apparence d'un homme dévoré de tristesse ; citons un seul exemple :

Une dame de 30 ans, guérie homœopathiquement d'une splénite chronique, rebelle jusque là à tous les genres de médication, éprouve tout-à-coup un ressentiment de son ancien mal ; la rate est tuméfiée, sensible,

(1) La nature tient encore en réserve plus d'un secret de ce genre que l'exercice pourra nous dévoiler. On ne se doutait pas que l'enchaînement du physique et du moral, objet d'études physiologiques attachantes, entrerait un jour dans le domaine thérapeutique.

chaque mouvement y répond douloureusement, parfois la souffrance s'élève à l'excès... D'après le caractère de la douleur aggravée par le mouvement, je crus devoir employer la bryone qui ne produisit aucun effet. Le lendemain je retrouvai la malade dans le même état ; la questionnant alors sur les causes probables de son indisposition, j'appris qu'elle avait eu un sujet de contrariété, et qu'elle avait concentré son ennui ; d'après cette indication, tirée de la cause, je donnai l'*ignatia* et la maladie s'évanouit dans la même journée, après une aggravation légère et de peu d'instans.

Une colite sera diversement traitée suivant qu'elle éclatera le jour ou la nuit, qu'elle reconnaîtra pour cause le froid, une indigestion, etc. Règle générale pour la plupart des maladies aiguës.

Le médecin tire encore une foule d'indications curatives du tempérament, de l'âge, du sexe, des habitudes de son malade, de l'état atmosphérique, des maladies régnantes, etc. Contestera-t-on la rationalité de ces préceptes?

Pour le choix du remède, l'allopathie est

souvent embarrassée et elle les multiplie dans l'espoir d'en rencontrer un, dans le nombre, qui atteigne le but. L'incertitude préside toujours à ses efforts, car l'objet de la guérison, sujet de controverses entre les écoles, ne saurait jamais être précisé, puisque les nécroscopies mêmes éclaircissent rarement ce qui se passait dans le corps humain, avant ou après la mort, et pendant le cours de la maladie. Chaque médecin comprend les choses à sa manière, c'est ce qui fait que plus une consultation de médecins allopathistes sera nombreuse, plus on recueillera d'opinions divergentes sur la nature du mal et sur le choix des moyens curatifs. Il n'en est point ainsi des médecins homœopathistes, parce que les règles sur lesquels ils se fondent pour agir, sont invariables, simples et naturelles. Aussi a-t-on dit que l'homœopathie était la seule méthode qui eût eu le pouvoir de mettre en harmonie des médecins au lit du malade, ce qui paraissait phénoménal aux observateurs.

Avec tout aussi peu de raison on a reproché à l'homœopathie d'être une occasion d'empirisme, puisque cette méthode sévère, claire, positive, est au contraire le seul contrepoison applicable à cette foule d'hypothèses que l'on confond avec la science et qui ne sont pas toujours sans danger. Le charlatanisme peut-il plus facilement tirer parti de l'homœopathie qu'il ne l'a fait des moyens vulgaires? avec elle nul remède secret, et il est infiniment plus difficile de se servir bien ou mal, d'une seule substance pure, que d'un mélange indigeste de poisons pharmaceutiques. Quel autre qu'un praticien consommé pourra découvrir l'origine cachée d'un épouvantable appareil de symptômes, diagnostic d'où dépend le succès de la cure? le hasard serait-il deux fois complaisant pour l'empirique? non, l'habileté seule saura tirer avantage de nos atômes, comme Hercule seul savait manier sa massue.

On a objecté aux homœopathistes qu'ils ne pouvaient déduire aucune conclusion de l'effet d'une substance sur l'organisme sain à celui qu'elle fera sur l'organisme malade; car l'un et l'autre, dit-on, réagissent d'une manière différente.

Il y a bien quelque chose de réel dans cette objection, quoiqu'en thèse générale elle ne soit pas fondée : nous avons vu, chez un petit nombre de malades très irritables, certains médicamens développer (le fait est rare) des apparitions inattendues et que nous n'avons point retrouvées inscrites dans la matière médicale pure; ce qui nous a porté à conclure que l'état maladif pouvait, suivant les sujets, apporter quelquefois, une modification très légère dans l'action médicatrice... L'expérience et une scrupuleuse étude clinique fourniront peu à peu la mesure de ces anomalies, dont le mécanisme nous sera peut-être un jour expliqué... ainsi l'on a déjà constaté que la *belladone* et le *mercure* sont d'infidèles spécifiques contre une gastrite franche, quoique dans les essais sur l'homme sain ces deux substances offrent de beaux symptômes gastriques.

N'oublions pas qu'il y a des spécifiques de symptômes, mais non des spécifiques de maladies; qu'une gastrite, par exemple, peut offrir telle variété dans laquelle un médicament convienne mieux qu'un autre. Nous ne nions point cependant qu'il ne faille jamais tenir compte des secrets révélés par les résultats thérapeutiques, seulement nous l'avous dit, ce sont des cas rares et exceptionnels, qui n'infirment en rien la vérité de la loi fondamentale.

En effet, quoique les fonctions soient plus ou moins perverties chez l'homme malade, il est démontré positivement que le trouble fonctionnel ne change guère la faculté réagissante des organes. L'émétique, les purgatifs agissent sur le souffrant de la même manière que sur l'homme sain..... Le ptyalisme, suite d'usage du mercure, se manifeste sur l'un et sur l'autre de la même manière; le plomb, dans les deux circonstances, produit la constipation; l'opium, les cantharides, la jusquiame, la belladone, ne se comportent pas différemment dans l'état de santé que dans celui de maladie, etc., etc.

Mais, dit-on, chaque individu naissant avec une disposition particulière à certains maux, les symptômes que peut éveiller l'essai d'une substance pourront varier suivant les sujets: d'accord; aussi doit-on étudier les médicamens sur plusieurs personnes saines, et faire abstraction des individualités.

Certains adversaires ont cherché à démontrer par le calcul, que la masse d'eau nécessaire pour exécuter la raréfaction d'une goutte que Hahnemann nomme décillionième, formerait un globe ayant pour diamètre plusieurs billions de milles géographiques, et surpassant par conséquent en immensité l'étendue de notre système planétaire. Il n'y a rien à répondre à cette objection, si ce n'est qu'il suffit à Hahnemann, de quatre onces ou d'environ 3,000 gouttes d'alcohol, pour former sa 30e raréfaction, qu'il nomme des décillionièmes.

D'autres ont dit qu'ils concevaient bien comment on arrivait aux raréfactions, mais que si de pareils atômes pouvaient avoir la moindre influence sur l'homme, les grandes doses seraient mortelles, et que l'air d'une grande ville, constamment chargé de miasmes, nous rendrait incessamment malades.

Pour répondre à la première objection, il faut se rappeler que par la méthode des contraires, de fortes doses sont indispensables pour contrebalancer ou neutraliser la violence des désordres, mais que les mêmes grandes doses, choisies d'après la similitude de leur action sur l'homme avec les accidens d'une maladie, pourraient élever celle-ci jusqu'à la rendre effectivement mortelle. C'est précisément cette raison, rendue évidente par les premières applications homœopathiques de Hahnemann, qui l'avait conduit et qui nous contraint à notre tour à porter l'agent curatif à l'atténuation juste et suffisante.

Pour ce qui regarde la deuxième assertion : faisons réflexion que l'atmosphère des grandes villes est peuplé d'une multitude d'émanations hétérogènes, provenant de corps de toute nature, formant des combinaisons sans nombre et se neutralisant sans cesse les unes par les autres. A cet état de division et de mélange elles infectent l'air, le rendent un aliment respiratoire mal sain et contrarient en partie les actions homœopathiques, que nous voyons se déployer mieux au grand air et aux champs que dans les lieux encombrés. Leur influence, en temps ordinaire, se borne là. Il n'en est pas de même, si dans le nombre des émanations, il s'en trouve une qui prédomine sur les autres ; alors, malgré le mélange, elle peut encore exercer une influence et engendrer, soit des épidémies, soit des maux individuels, ceux que l'on contracte, par exemple, après avoir stationné à proximité d'une exhalaison nuisible, ou dans un jardin, quand un parfum y règne presque exclusivement (comme au temps de la floraison des lilas, des syringas, acacias, etc.)... Le miasme prédominant dans l'atmosphère pourrait, par un motif inverse, être utile à l'individu souffrant en cas d'une homœopathicité fortuite.

Comment, s'écrie-t-on encore, subvenir à toutes les indications d'une maladie avec la fraction unique d'une substance simple? Nous répondrons qu'il est rare qu'on puisse guérir avec un seul remède, mais que la nature en cela, comme en toute chose, procède de la simplicité des causes à la multiplicité des effets, et qu'un seul agent pur engendrant une série de modifications organiques multiples, il est propre à anéantir d'abord la majeure partie de celles qui existent anormalement, et même, ce que chaque médecin s'occupant d'homœopathie ne tardera pas à remarquer, c'est que l'affection chronique qui fournit le plus grand nombre de symptômes est le plus facile à attaquer, parce que l'homœopathicité du médicament qui y répond se dessine plus clairement dans leur énumération plus détaillée.

Il est des allopathes vaincus par l'évidence de certaines cures, qui se plaisent à en mettre l'événement sur le compte de quelques circonstances étrangères à la médication, par exemple : l'influence de l'imagination du malade, le changement de régime, le temps, etc. Vain refuge! car l'imagination d'un malade était la même quand il prenait une mixture allopathique et n'a pu changer en un jour : que pourrait l'imagination chez les enfans? Or, c'est sur eux que roulent les plus brillantes observations des homœopathistes; les mêmes atômes agissent avec un égal succès chez les animaux (qu'on n'accusera pas des séductions de l'esprit), et l'art vétérinaire, à l'exemple de la médecine humaine, commence à opérer sa révolution thérapeutique; d'ailleurs tout médecin qui tente ses premiers essais, se garde bien d'en avertir son malade, puisque lui-même n'y croit point encore.

On allègue le temps! s'il guérissait au gré des homœopathistes, la nature aurait trop de complaisance pour eux, elle qui nous montre ordinairement si peu d'égards, et dont tant de fois nous attendons en vain le secours. Cette bonne nature a-t-elle jamais abrégé le cours déterminé de certaines maladies à forme spéciale, comme la méthode en question prétend le faire?

Alors, dira-t-on, c'est le régime qui guérit! Nous devons avouer que la soustraction des substances stimulantes ou capables d'exercer une action médicinale sur l'homme, doit certainement ramener l'équilibre dans les cas où la santé n'est dérangée que par l'abus journalier de ces substances telles que : le café, le thé, etc.; le régime seul guérira dans ces cas là, et le docteur Bigel cite plusieurs faits à l'appui de cette idée. Nous avouerons encore que le régime est très souvent un grand auxiliaire et quelquefois le principal chemin d'une guérison; mais l'expérience a prouvé aussi et confirme tous les jours que cette ressource est loin de suffire.

Chaque jour nous voyons des malades dont le changement de régime exaspère les maux et qui ne peuvent supporter celui de l'homœopathie qu'après avoir usé préalablement du médicament convenable. Bien des gens, avant de venir à nous, ont déjà tenté tous les moyens et cherché à améliorer leur état en se soumettant d'eux-mêmes au régime homœopathique sans y adjoindre le secours des médicamens; erreur dont ils sont bientôt revenus. Quel est le docteur qui n'a pas tenté de varier l'alimentation de ses malades? conseillé, par exemple, aux anémiques une nourriture plus substantielle? les malades eux mêmes ne sont-ils pas portés sans cesse à excéder les prescriptions diététiques? Traitons enfin une gastrite aigüe, subaiguë ou chronique, avec des tranches de bœuf et du consommé; nous verrons si nous en recueillerons les bienfaits dus à l'homœopathie, en pareils maux, avec ses atômes de bryone, de noix vomique ou de pulsatille.

Si l'homœopathie était une vérité, objecte-t-on encore, aurait-elle mis tant d'années à se faire connaître, à se propager? On oublie, en tenant ce discours, que la marche de l'esprit humain fut toujours lente de sa nature et qu'une découverte, quelque vraie et quelque utile qu'elle puisse être, doit rencontrer nécessairement d'innombrables obstacles.

Et d'abord il n'en est point à Vienne et à Berlin comme à Paris où chacun peut librement publier ses opinions et se donner carrière en fait de polémique. En Prusse et en Autriche la régence médicale(Regierung) exerce avec plein pouvoir son arbitraire sur le peuple guérisseur, dont la direction lui est confiée; elle se compose de trois ou quatre membres qui, on le pense bien, sont choisis parmi les Nestors de la faculté, et la presse, soumise à leur censure, ne peut mettre au jour que ce qui concorde avec leurs opinions surannées. C'était dans le plus grand secret qu'à Vienne on se communiquait les succès homœopathiques; mais tant est grande la force de la vérité, il s'est enfin établi des hôpitaux homœopathiques spéciaux dans le sein de cette Capitale. Tel est le plus grand obstacle de ceux qui ont retardé l'extension de la science nouvelle en Autriche et en Prusse. Aussi le vieillard de Cœthen avait-il les yeux sur notre terre de liberté et de progrès : L'homœopathie est sauvée, disait-il, si elle touche le sol de la France.

C'est par l'approbation et le concours des médecins en faveur, qu'une nouveauté médicale pourrait tout-à-coup se répandre, et malheureusement on n'arrive à la célébrité dans cette carrière, qu'à un âge peu favorable à de nouvelles et pénibles études. N'espérons pas voir les sommités médicales descendre de leur trône pour se mettre au rang d'apprentis homœopathes. Quelque bonne foi qu'on puisse leur supposer, nous aurons contre nous cet ordre de praticiens révérés qu'une clientelle brillante met dans le cas d'être peu désireux d'innovations ; Des professeurs se trouveront-ils disposés à faire abnégation des principes de toute leur vie, à déclarer qu'il existe une science ignorée d'eux jusqu'alors, une science immense, sans bornes, à résultats incalculables ? Les corps savans semblent institués pour être les protecteurs nés de tout progrès utile ; pourquoi faut-il, hélas ! que l'histoire inexorable nous ait conservé des détails si affligeans au sujet de la vaccine et de mainte autre découverte ? pourquoi faut-il qu'elle nous expose l'inoculation proscrite à Paris, par arrêts du parlement, tandis que le célèbre Tronchin ne suffisait pas à inoculer la population Génevoise ?

Dans un temps plus moderne on se rappelle avec quelle rumeur la médecine Lyonnaise accueillit le docteur Vitet quand, un des premiers, il s'avisa de porter atteinte aux prérogatives de la lancette, en faisant servir aux dégorgemens sanguins le reptile aquatique nommé sangsue (1).

Quel compte a-t-on tenu plus récemment au docteur Chervin du sacrifice de son patrimoine et des plus belles années de sa vie, prodigués si gratuitement pour éclairer la question importante de la contagion ?

Parmi les hommes en réputation à Paris, nous en savons deux ou trois (il s'en trouve sans doute davantage) hommes doués de franchise et de loyauté, hommes au-dessus des minces préjugés, qui, sans se hâter de prononcer anathême, ajournent leur jugement

---

(1) L'on a prédit que les villes où se trouvaient des facultés de médecine seraient les dernières où les vérités de l'homœopathie pourraient se faire jour. A ce propos, le docteur Griesselich raconte qu'à Vienne un jeune candidat nommé Lobel se rendit chez le professeur Stiff pour lui offrir sa thèse, et se fit annoncer. Le valet de chambre estropia le nom que le professeur prit pour celui de l'homœopathe Love. Le dr Stiff se précipita hors de son cabinet, dans une excessive agitation et criant d'une voix tonnante au candidat stupéfait : Allez, sortez, point d'homœopathe ici.

A Cracovie le docteur Hartung, médecin de régiment, se mit à dos la Faculté entière pour s'être permis de guérir un comte polonais aliéné depuis vingt ans, et qui avait passé par toutes les autres méthodes à peu près sain et sauf, mais toujours fou.

et invitent la jeunesse, moins accablée qu'eux d'occupations, à vérifier les faits annoncés. Plaignons, sans les accuser, ceux qui ont marqué leur passage, enrichi la science et agrandi son domaine, s'ils ne savent pas unir une dernière couronne à celles qu'ils méritèrent tant de fois; mais respectons en eux le sommeil du bon Homère.

D'autres motifs rendront raison de l'indifférence et même de l'opposition que montrent de plus jeunes savans, dont la tête molle encore serait moins rebelle aux empreintes d'un surcroît de connaissances : l'amour-propre d'abord n'est-il pas la principale source des dédains réservés à toutes les nouveautés? Cette passion non moins familière au médecin qu'au poète, mise en jeu par chaque succès public, doit susciter des ennemis à l'homœopathie dans les deux extrêmes des corps éclairés. Chez les uns, parce que leur glorieuse position se trouve menacée, chez les autres, par leur impuissance actuelle de posséder les nouvelles ressources. Parlerons-nous de la paresse, divinité chère à Figaro et à tant d'autres, et dont nous-même savons apprécier les délices? Meurtrir son intellecte avec de l'allemand! se faire écolier barbu ! passe encore si le public croyait à la puissance de notre robe ; mais désabusé qu'il en est, il a pris son parti de mourir avec toutes les méthodes. On a un médecin comme ami, pour se consoler. Que servirait la poursuite de moyens plus positifs soit, mais si épineux à chercher, tandis qu'il y a dans la pratique ordinaire un si commode *laisser-aller*? Qu'exige tant l'application de notre art ? Des sangsues, de l'eau, la diète et le repos ; à nous, un air grave et la prudence de ne jamais dire : *ce ne sera rien* ; voilà pour l'état aigu. Pour le chronique, l'air attentif, empressé, consolant, certaine aisance mnémonique pour varier les palliatifs, quelques cautères, vésicatoires, frictions, moxas, eaux minérales, l'aventureux essai de chaque nouveau produit chimique préconisé à son tour par les feuilles médicales et à son tour abandonné ; joignez à cela le talent de plaire à son malade, de caresser ses opinions et ses idées, de narrer agréablement, puis quand vient la plainte, le mot bannal et insignificatif : *c'est nerveux*... ; dans peu vous n'y penserez plus... distraisez-vous, etc., voilà les moyens à succès... c'est le siècle du docteur fashionnable, et l'on a raison, car il est incontestablement plus doux de se former des cliens à table, au salon ou dans une loge à l'Opéra que de bouquiner, de pâlir sur des livres, comme si, en nous fourrant le bonnet, la faculté ne nousavait pas appris tout ce qu'on doit savoir.

La frivolité commune en France, l'est surtout à Paris : c'est avec de la grâce et de la légèreté que les plus graves questions s'agitent dans le monde, dans la politique, dans les sciences. Or, certes, les esprits superficiels ont carrière pour s'égayer de l'homœopathie : le sujet est fertile, les épigrammes faciles, le fait de la question est-il si sérieux? (1).

Il est des obstacles d'un autre genre. On verra de jeunes savans disposés a examiner la question, mais un bien petit nombre se persuadera que l'homœopathie exige une étude nouvelle, spéciale, approfondie. Les uns, malheureux dès leur début, parce que leur main inexpérimentée aura frappé à faux, s'en

(1) On demandait un jour à un critique, auteur d'articles contre l'homœopathie : avez-vous examiné de près cette question ? Moi, répondit le journaliste, que je donne mon temps à une chose si ridicule !!! En effet, à lire son article, il était aisé de juger de son ignorance à cet égard.

tiendront sans appel à un premier jugement. Les autres, dont l'intelligence plus flexible aura mieux saisi les principes de la méthode, plus aisément secoué le joug dominateur des idées préconçues et burinées dans leur tête de manière à en repousser de nouvelles, ceux-là, dis-je, enhardis, éblouis par leurs succès, voudront marcher avec trop de vélocité dans une route peu familière : il leur échappera de promettre à leurs consultans plus qu'ils ne pourront tenir, et fourniront par là des armes à nos adversaires.

La malveillance a des yeux d'Argus, et les allopathes, qui se pardonnent tout à eux-mêmes, ne passent aucun mécompte à leurs chers confrères les homœopathes ; ils trouvent cent voix pour crier qu'on n'a pas pu guérir tel souffrant, qu'eux-mêmes (ils le savent bien) ont coutume de laisser mourir ; le public, de son côté, exige des miracles continuels de l'homœopathie. Il prend, avec une confiance d'habitude, la verrée de noir et amer breuvage que buvaient nos pères, tandis qu'il s'effraie d'une innocente pincée de sucre très-peu imprégnée de vertu médicatrice.

Pourquoi, dira-t-on enfin, ne pas faire des

expériences publiques dans les hôpitaux? Parce qu'à moins d'établissemens spécialement organisés pour ce genre de médication, son efficacité serait à chaque instant compromise de mille manières. Dans quelques hôpitaux de province on a pu faire concorder l'alimentation des malades et la composition de leurs tisanes avec les précautions réclamées par la méthode; il n'en est pas de même dans nos grands hospices dont le train ordinaire ne peut être changé, ni modifié pour quelques individus soumis aux épreuves. De plus il faudrait mettre le plus grand soin à masquer la forme expérimentale aux yeux du public, celui qui peuple ces asiles de douleur n'étant pas le moins susceptible dans ses exigences et son amour-propre. Faut-il indiquer une autre source de difficultés? (la chose est pénible à croire pour qui a conservé quelque estime de l'homme) à Vienne, à Naples et autres lieux où des expériences furent faites publiquement, tout fut d'abord zèle, empressement, complaisance de la part des médecins d'hôpitaux et des servans; ils ne demandaient qu'à s'éclairer, et sans doute leur vanité leur promettait tout bas la bonne aubaine de rire aux dépens des novateurs; mais, dès qu'ils s'aperçurent de quelques succès qu'ils n'avaient pas cru possibles, la malveillance mit aussitôt en jeu toutes ses ressources; on prétend qu'on surprit des gens apostés au passage des marmites de bouillon pour y jeter des drogues à la dérobée; ce fut un scandale diabolique, et l'on ne put poursuivre les épreuves.

Pour compléter cet exposé des principes de la méthode réformée, disons un mot des règles principales qui doivent guider le médecin homœopathiste au lit du malade.

Nous avons dit plus haut que dans le choix d'un remède, on ne devait pas seulement avoir égard au tableau symptômatique, mais encore à l'âge, au sexe, au tempérament, à l'état moral, aux habitudes de son malade ainsi qu'à la température rgénante et aux influences épidémiques du moment. On voit que l'exacte appréciation d'un remède pur qui réponde à ces diverses indications, n'est pas chose facile et réclame une grande habitude de procéder ainsi.

Plus il y aura de rapports entre les effets pathogénéthiques d'une substance sur l'homme sain et l'ensemble des symptômes résultant des causes énumérées et représentant la forme de la maladie, et plus on aura de chances pour une guérison prompte et radicale.

Rappelons que le médecin homœopathiste accordera plus d'attention aux symptômes caractéristiques qu'aux symptômes généraux du désordre : les exacerbations prennent-elles naissance, ou sont-elles augmentées par suite du mouvement corporel? se manifestent-elles au contraire dans l'immobilité absolue, et le changement de place les soulage-t-il?

Les apparitions morbides se prononcent-elles plus fortement le matin, le soir, pendant le jour ou durant la nuit? Avec un malaise léger en lui-même, tel que nausée, inappétence, vertige, coryza, rhume, remarque-t-on une faiblesse insolite, disproportionnée? etc.

C'est par l'examen attentif d'un grand nombre de circonstances de ce genre, que le médecin homœopathiste parvient à découvrir la substance qui sera le plus en connexion avec la maladie elle-même.

Quelque fidèle que soit l'homœopathicité d'un médicament, son usage ne pourra pas toujours être calculé de manière à embrasser toutes les phases d'un état maladif, qui, pour être

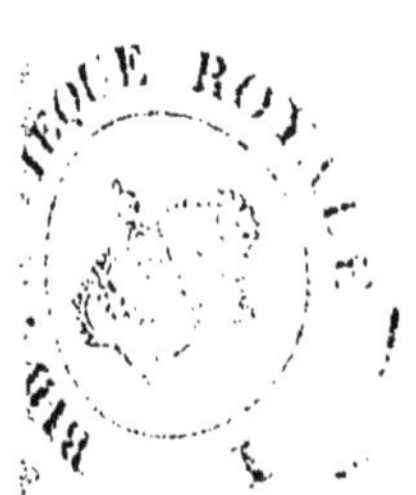

rendu normal, exigera souvent l'emploi successif de plusieurs doses d'un même ou de différens agens médicinaux. Nous répétons qu'il faut sur-tout avoir égard aux symptômes caractéristiques et ne tenir aucun compte de ceux qui, généraux et secondaires, se reproduisent presque dans chaque cas, tels que *céphalalgie*, *pesanteur*, *faiblesse*, *malaise*, *insomnie*, *anorrexie*, etc. Il en est de même dans le choix du miasme médicateur : les symptômes primitifs qu'il a la propriété d'exciter paraissant les seuls propres dans son application homœopathique à provoquer une réaction salutaire. Ainsi, l'un des effets primitifs de la noix vomique est de produire la constipation, un de ses effets secondaires est de déterminer une diarrhée ; elle ne guérira que la constipation et ne sera pas homœopathique à la diarrhée. Même observation pour toutes les substances qui composent la matière médicale pure.

Il ne suffit pas d'avoir choisi le vrai remède ; dans quelle proportion faut-il l'administrer ? la dose ne doit pas excéder la quantité justement nécessaire pour rappeler dans les parties atteintes la force de réaction qui y est abolie, et de cette manière aider la nature à rétablir l'harmonie des fonctions.

Quelque atténuée que soit la dose on ne pourra guère éviter que dans les premières heures l'intensité du mal ne s'accroisse un peu. Cette aggravation sera plus sensible chez les personnes impressionnables, moindre chez les hommes forts et robustes; elle sera inappréciable si la dose a été parfaitement adaptée à l'état des forces du sujet, à sa constitution et à la véhémence du mal. Dans ce dernier cas, le remède ne manifeste son action que par un grand calme, la moiteur et un sommeil salutaire après lequel le malade se réveille souvent guéri et presque toujours soulagé. Une telle sédation ou une exacerbation légère donne au médecin l'assurance d'avoir fait un bon choix. On ne saurait trop se tenir en garde contre la tentation si facile d'augmenter, même de très peu, la quantité d'un modificateur si exigu qu'on en craint naturellement la nullité; car, loin de l'accélérer, on retarderait la guérison.

Cette prudence est sur-tout recommandée dans les affections à types intermittens où, pour peu que le remède excède ce qui suffit pour agir, il arrive qu'après avoir écarté les accidens naturels et procuré un mieux de deux ou trois jours, il réveille, par la continuité de son action, des phénomènes semblables à ceux qu'il avait d'abord assoupis; d'où la chance d'une rechute. Si le médicament a produit du mieux, il est rationnel d'attendre pour en administrer un autre, que le premier ait épuisé sa force agissante : mais dans le cas où il y aurait eu erreur dans l'élection du remède, ce qui se rendra évident après quelques heures, on doit, sans plus tarder, recourir à un autre.

Eu égard aux degrés variés de sensibilité inhérente aux individus divers, il est très difficile de déterminer au juste quelle dilution du médicament spécial doit être administrée pour atteindre le but sans le dépasser, le point auquel l'effet salutaire est accompli et au-delà duquel il y aurait maladie du remède, effet pernicieux.

En général, l'atténuation doit être élevée en raison directe de l'irritabilité du sujet et de l'intensité des symptômes, et nous avons observé déjà que plus la maladie est aiguë, plus l'agent est promptement utilisé, *et vice versâ*. Jusqu'à ce que la substance ingérée soit arrivé au foyer du mal, il n'y a aucun phénomène de réaction, et le véritable développement *immatériel* de la médication homœopathique ne commence qu'alors. Si l'atôme médical, mal choisi, ne remonte pas à la source des accidents avec lesquels il doit être en connexion sympathique, pour ainsi dire, alors il reste inactif, parce qu'il touche des organes sains dont la sensibilité est bien rarement assez exaltée pour percevoir l'impression d'une telle dose; cependant si cette dernière a été donnée forte, ou si l'individu malade est très impressionable, il se développe une partie des effets pathogénétiques que la substance a coutume de provoquer sur l'homme sain, d'où résultent des symptômes hétérogènes; nouvel orage qui complique le tumulte de l'organisme et défigure la maladie sans en diminuer la violence. Au milieu de cette confusion, l'observateur irréfléchi se trouve complétement dérouté; la scène d'accidens insolites qu'il a sous les yeux n'a plus de nom et ne saurait appartenir à aucun cadre nosologique.

C'est ce qui peut arriver à tout novice homœopathiste, soit par un choix mal calculé du moyen, soit en prêtant trop d'attention aux apparitions accessoires et trop peu à celles qui spécifient la maladie, soit encore par de trop fortes doses chez des tempéramens délicats.

Lors même que le remède a été bien choisi, son résultat est quelquefois négatif; cela peut provenir de ce que la sensibilité des tissus est émoussée, usée, endormie....., alors de petites prises répétées d'opium 9, ou de musc 3, réveillent le système de sa torpeur, après quoi l'on aperçoit des indices d'action médicatrice jusque-là nuls. Chez certains sujets peu impressionables, on est obligé d'administrer les doses moins subtilisées, tandis que chez certains autres la nervosité est si vive, si aiguisée, qu'ils sont fatigués par les plus faibles atténuations, et qu'il suffit de faire flairer le remède au malade pour en obtenir le bien qu'on s'en promet (1).

---

(1) Ces préceptes sont détaillés dans un article de la *Bibliothèque homœopathique*, de Genève (première année, page 345); mais peut-être insuffisamment pour toutes les exigences de la pratique. L'expérience, ce grand maître, nous découvre chaque jour du nouveau ; et toute science, si l'on excepte les mathématiques ne se fortifie qu'à l'aide du tâtonnement et d'une observation rigoureuse. De jeunes homœopathistes s'étonnent, comme nous-même quelquefois, de voir dans un cas donné

DIÉTÉTIQUE.

Elle est étroitement liée au succès du traitement, et aucune cure homœopathique n'est

---

échouer complétement le même remède qui leur avait admirablement réussi dans le cas absolument semblable. La cause de ces variations dans l'aptitude des différentes constitutions à recevoir les influences médicamenteuses en général, est un mystère de la nature; mais, si l'on peut compter sur l'exacte préparation des médicamens qu'on emploie, et si l'on est certain de ne point s'être trompé dans le choix de la subtance, on ne court aucun risque à en forcer la dose. Il nous arrive (sur-tout dans les chutes, les entorses, le rhumatisme aigu, etc., où la violence des douleurs occasione une large dépense de sensibilité) quand la maladie a déjà marché un certain temps ou que l'allopathie y a passé escortée de potions et de sangues, il nous arrive disons nous, quand un remède nous paraît convenablement choisi, d'en répéter les doses par gouttes entières, toutes les quatre à six heures, jusqu'au déploiement d'une crise homœopathique que nous nous réservons de calmer à notre gré si elle est trop forte, mais qui assure une guérison plus franche.

praticable, si l'on ne fait observer au malade une diète particulière, qui consiste à ce qu'il évite, avec soin, toute substance douée de qualités médicinales susceptibles de troubler ou d'abolir l'infection artificielle, rien d'aromatisé, rien de trop sapide ne doit altérer la pureté, en d'autre termes, l'isolement du remède; ainsi les acides augmenteraient l'action de certains agens, tels que la belladone, l'aconit; ils annuleraient au contraire la vertu de certains autres. Les notions les plus claires à cet égard sont consignées dans les ouvrages consacrés à cette matière.

Les boissons ne sont utiles que pour étancher la soif; on peut en faire usage, pourvu qu'elles n'aient rien de médicinal.

L'utilité du régime en général fut toujours admise; mais on a mal interprété celui que prescrit l'homœopathie, dans le but, non pas de faire jeûner la maladie avec celui qui la porte, mais de sustenter les forces de celui-ci, sans rien introduire en lui qui puisse atténuer, détruire, augmenter ou contrarier l'effet de la substance administrée. Les explicateurs, qui mettent tout sur le compte du régime, ne font pas attention que, loin de le rendre rigoureux et débilitant, le médecin homœopathiste prescrit tout ce qui est substantiel et nutritif, tout ce qui peut apaiser la faim et étancher la soif; la viande la plus succulente et la moins jeune, celle qui vit au grand air de préférence à celle de nos basses-cours, le pain bis au lieu de cette pâte spongieuse de nos pains de luxe, etc. La diète homœopathique se réduit à un précepte fort clair, savoir : *n'employez comme aliment aucune substance médicinale.* De là résulte la défense de toute espèce d'épiceries, soit indigènes, soit exotiques, d'herbes aromatiques, oignons, poireaux, céleri, cerfeuil, etc., d'infusions quelconques, depuis le thé de la Chine jusqu'à la fleur de sureau et au café, toutes substances dont la thérapeutique retire de plus grands effets qu'on ne le soupçonne communément. La sévérité du régime n'a d'autre durée que celle du remède qu'on a pris. Il varie dans l'occasion, et le médecin homœopathiste fait des ordonnances exceptionnelles. Les médecins en général se plaignent de l'inutilité de leurs prescriptions diététiques : ils subissent en cela le sort de certains législateurs dont les ordres ne sont pas motivés aux yeux de ceux qui doivent les suivre. Ne nous étonnons pas qu'un patient qui a faim se révolte contre l'inanition : il oppose arbitraire à arbitraire ; et il agira ainsi tant qu'il ne comprendra pas les raisons de son Esculape. Mais qu'un précepte clair, fixé et invariable, devienne une condition de succès *sine quâ non*, le malade s'y soumettra d'autant plus volontiers que ce régime ne tendra point à débiliter, et qu'il aura parfaitement compris cette pensée si palpable : que la nature à qui on a confié un agent médicinal s'en sert d'autant mieux et plus vite qu'elle a conservé plus de force et d'activité.

Ce sujet, qui rentre dans l'hygiène, mériterait une extension que nous ne pouvons lui accorder dans cette brochure. Plusieurs traités de diététique sont déjà sortis de notre jeune école; un seul vient de paraître en langue française, nous le devons aux soins du docteur Bigel, de Varsovie, qui en 1827, nous a dejà favorisés d'un *Examen de l'homœop.*, etc., ouvrage enrichi d'un abrégé de la matière médicale pure, telle qu'elle était connue alors. Nous ne saurions trop recommander son livre sur la diète homœopathique. La lecture en sera salutaire aux souffrans et à ceux qui les dirigent (*V. Manuel diététique de l'homœop.*, par Bigel, à Paris, chez Baillière.)

HISTOIRES

DE

MALADIES.

Dans l'intention où nous sommes de livrer à la publicité un recueil plus complet et plus étendu d'observations, nous allons nous borner, pour terminer cette faible esquisse de l'homœopathie, à rapporter un petit nombre de faits puisés dans notre pratique, depuis l'époque de notre conversion. Nous nous attacherons à choisir les maladies les plus simples et les plus ordinaires, de manière à faciliter des épreuves à ceux de nos confrères qui ne dédaigneront point de vérifier par eux-mêmes l'excellence des moyens curatifs que nous avons employés (1).

(1) Nous leur rappelons l'importance d'une exacte préparation de médicamens, et celle pour le succès qu'on en attend, d'écarter du malade les odeurs, les infusions, les fleurs, à plus forte raison tout remède allopathique soit intérieur, soit extérieur.

PREMIÈRE SECTION.

MALADIES AIGUES.

PHLEGMASIES GASTRO-INTESTINALES. — GASTRITES. — GASTRO-ENTÉRITES. — FIÈVRES MUQUEUSES, BILIEUSES, ETC.

Ces maladies sont susceptibles de revêtir des formes très variées et n'admettent point de traitement absolu. Le choix du médicament convenable sera basé sur l'exploration minutieuse des symptômes morbides. On trouve des modificateurs capables d'arrêter le cours d'une gastro-entérite dans les doses infinitésimales des substances suivantes : *Aconitum*, *nux vomica*, *pulsatilla*, *bryonia*, *antimonium crudum*, *veratrum*, *belladona*, *matricaria*, *staphysagria*, *mercurius*, *taraxacum*, *cocculus*, *asarum*, *ignatia*, *digitalis*, *aurum*, *rhus*, etc., etc. (Nous ne citons que les principales parmi celles dont les effets pathogénétiques purs ont rapport aux symptômes des phlegmasies gastro-intestinales).

La connaissance de la cause ne sera point indifférente au choix du médicament; ainsi l'*aconitum* donnant des symptômes de frayeur, la *matricaria* offrant ceux de la colère, la *staphysagria* ceux de l'indignation, l'*ignatia* ceux de la haine, etc, on comencera le traitement par une de ces substances, quand l'une de ces passions sera reconnue cause occasionnelle.... Pour le refroidissement on aura *matricaria*, *dulcamara*, *nux*; pour l'excès de travail et l'abus des liqueurs *nux*, etc, etc. L'existence d'affections rhumatismales fera préférer *bryonia*, pourvu que cette substance réponde aussi aux symptômes morbides (1).

1re *Observation.*

FIÈVRE GASTRIQUE A LA SUITE DE CHAGRIN.

Le nommé Pierre *** domestique, âgé de 36 ans, maigre et brun, soupçonné de vol, en conçoit un chagrin voisin du désespoir et s'alite le 24 juillet 1832, avec une fièvre ardente. A notre visite le 25 au matin le malade présente tous les symptômes de la gastrite la

(1 *Voir* Biblioth. homœop. 1re année. 6e cahier.

plus intense ; sa face exprime plutôt le chagrin que la souffrance, des larmes roulent dans ses yeux ; la langue est couverte de saburres blanches, la soif inextinguible ; l'épigastre est le siége d'une douleur gravative qui augmente par la pression ; l'urine rare ; le pouls dur, à 135 pulsations par minute : à ces symptômes s'ajoutent des hoquets, le rejet des boissons, la céphalalgie et la brisure générale.

Thérapie. La cause étant connue, on débute par *acid. phosphor.* 9°. *Eau sucrée pour boisson.*

26. — Ni hoquets, ni céphalalgie ; face calme, épanouie ; le malade ne songe plus à son chagrin et s'étonne de la facilité avec laquelle il s'était livré au désespoir ; l'etat du pouls et celui des autres symptômes ne sont pas changés.

27. — Mêmes symptômes de gastrite; calme moral. *Strychnos.* 30°°.

28. —Mieux général ; appétit ; pouls presque normal ; langue meilleure ; *bouillon.*

30. — Le malade a repris son service. La maladie a duré cinq jours.

2e *Observation.*

GASTRO-ENTÉRITE SUITE D'INDIGESTION.

M. G*** rue de Provence à Paris, 30 ans, grand, d'une taille élancée, blond, peu coloré, impressionnable, habituellement d'une bonne santé, se trouvait à dîner, le 10 mai 1833, avec plusieurs de ses amis; il s'éleva entre l'un d'eux et lui une altercation très vive à la suite de laquelle il fut pris de nausées, de défaillance, de vertiges et de vomissemens répétés. Il se retira et s'alita dans un état de malaise inexprimable avec brisure générale, forte céphalalgie frontale, chaleur incommode. Il ne put reposer de la nuit et me manda auprès de lui. le 11 au matin, je le trouvai dans l'état suivant:

Tableau des symptômes: Prostration des forces; contraction des sourcils et des traits de la face qui exprime une vive anxiété; yeux larmoyans; douleur gravative de la tête; langue recouverte d'un épais enduit blanchâtre; dégoût; nausées; soif; respiration haute, inégale, gênée; peau sèche et brûlante; pouls serré, petit, fréquent, 120 pulsations; épigastre tendu, chaud, douloureux sur-tout par la pression; météorisme, point de selles; urines rares et sombres; abattement moral.

Diagnostic et thérapeutique. J'avais évidemment affaire à une gastro-entérite dont la cause déterminante avait été une indigestion occasionée par la colère.

A ne consulter que le tableau des symptômes, les modificateurs qui répondaient le plus homœopathiquement à la maladie étaient: *Ipec.* 3, *nux vom.* 30, *antimon. crud.* 12, *pulsat.* 12, lesquels sont applicables plutôt à la forme saburrale qu'à la forme érysipélateuse, où la sensation brûlante locale est très forte, et qui réclame de préférence *euphrasia* 30, *ranuncul. bulbo.* 18, ou *cantharid.* 30 — Mais dans le cas dont il s'agit l'influence de la cause était trop manifeste et le trouble morbide trop récent pour négliger l'indication tirée de cette cause... J'administrai donc de suite (9 heures du matin) le médicament qui répond le mieux aux accidens occasionés par la colère: *Matricaria.* 6°° — *eau sucrée à discrétion.* — A 10 heures le malade sentit augmenter la céphalalgie et la fièvre, sa face devint rouge, les artères temporales battaient avec violence ; à de fortes douleurs contusives se joignirent des tranchées et sur-tout une excessive douleur lombaire... Ces accidens dont le malade s'effrayait durèrent près d'une demi-heure et furent remplacés par une sueur abondante et spontanée suivie d'un état de sédation et de bien-être général... La céphalalgie céda au bout de deux heures; la nuit fut bonne...

A ma visite du lendemain 12, presque tous les symptômes morbides étaient effacés, la peau fraîche, le pouls tranquille, la langue peu saburrale, l'épigastre souple et indolent, l'urine naturelle. — Le malade ne prit ce jour là que du bouillon de bœuf. — Le jour suivant 13, il sortit et vaqua à ses affaires, se trouvant à peu près dans son état naturel.

3e *Observation*.

GASTRITE AIGUE.

Une femme de 40 ans, lymphatique, languissante depuis 10 ans, époque de sa dernière couche, et névropathique, contracte, le 13 mars 1832, une affection caractérisée par forte prostration ; épigastralgie augmentant par la pression; brisure générale; peau chaude et moite; face contractée, vultueuse, exprimant la souffrance; langue saburrale au centre, rouge et dentelée aux bords; 105 pulsations inégales et raides.

Le 15. — *Aconit* 30°, double dose, à répéter au bout de six heures.

16. — Apyrexie, mieux général, *nux vomica* 30°.

17. — La malade est levée, tous les symptômes s'évanouissent. *Alimens compris dans le régime homœopathique*.

18. — Guérison confirmée.

4e *Observation*.

GASTRO-ENTÉRITE INTENSE.

Mademoiselle B....., 22 ans, brune, pléthorique, malade depuis vingt jours, a subi: *saignée, applications de sangsues, cataplasmes permanens*, etc., et se trouve encore dans l'état suivant: prostration des forces; vultuosité de la face qui est contractée et triste; langue saburrale, rouge aux bords, tremblottante; peau chaude, sèche, âcre au toucher; épigastralgie augmentant par la pression;

pouls faible, petit, fréquent; douleurs contusives des membres; urines rouges et rares; selles nulles.

14. — *Eau sucrée, nux vomica* 24°°, *et un bouillon de bœuf* à prendre trois heures après le remède. Je ne revis la malade que deux jours plus tard; à ma grande surprise elle était levée; langue presque entièrement dépouillée; pouls normal; appétit.

16. — *Ignatia* 12°°°°.

20. — Nouvelle dose de *nux vomica* 24°°. — Guérison sans récidive.

5e *Observation.*

FIÈVRE GASTRIQUE INFLAMMATOIRE

L'enfant de R....., deux ans, gai, bien portant d'habitude, tombe subitement dans l'état ci-après : prostration; agitation; inquiétude; angoises; pleurs; face vultueuse; yeux rouges; peau brûlante, sèche au toucher; abdomen chaud, tendu, douloureux; constipation, urines rares; langue rouge aux bords, blanchâtre et picotée au centre; pouls petit, serré, 130 pulsations.

16 mars 1832 à midi : *aconit* 30°. A

une heure, mieux remarquable; à quatre heures, apyrexie ; face épanouie; l'enfant joue ; la langue paraît meilleure : il a pris du bouillon.

17. — Retour d'un peu de fièvre, qui tend à augmenter vers le soir ; on revient à *aconit* 30°.

18. — Mieux plus complet.

20. — La guérison est parfaite.

6e *Observation.*

L'enfant D**; dix ans, blond, délicat; après trois jours de symptômes précurseurs, développement de l'appareil complet d'une fièvre inflammatoire, qui céde, le 26 mars 1832, à une seule dose d'*aconit* 30°.

La violence de leur début faisait présager un cours prolongé pour ces maladies, dont souvent on ne peut, à l'aide d'une médication énergique, de révulsions et d'évacuations sanguines, modérer l'intensité, ni prévenir l'issue funeste ; tandis que de faibles atômes ont presque subitement rétabli l'équilibre fonctionnel.

Mais nous aussi, s'écrient certains praticiens, nous avons vu plus d'un état inflammatoire s'annoncer avec véhémence, et s'évanouir inopinément par l'effort spontané de la nature, ou s'enlever par de copieuses saignées. D'accord; mais une telle guérison spontanée est aussi rare que l'est un insuccès de l'homœopathie, dans une phlegmasie *récente*.

Les observations que nous citons sont très communes, c'est-à-dire, qu'une maladie aiguë traitée homœopathiquement à temps, ne parcourt pas ses périodes et se termine sans convalescence. Admettons encore qu'on vienne de lire des exemples de guérison spontanée, on ne pourra du moins l'alléguer dans les deux cas suivants de maladies aiguës, parvenues à une époque assez avancée pour se soustraire aux ressources ordinaires de l'art.

7e *Observation.*

GASTRO-ENTÉRITE COMPLIQUÉE.

Mademoiselle N., âgée de vingt-cinq ans, habituellement bien portante, brune, pâle et forte, contracte au printemps de 1832, une gastro-entérite, qui revêt bientôt la forme des fièvres muqueuses, et se complique d'irritation cérébrale. Nonobstant une médication antiphlogistique très active et bien dirigée, la maladie fait des progrès, et s'associe des phénomènes nerveux, moitié cérébraux, moitié viscéraux, qui affectent un peu la physionomie hystérique. Depuis soixante jours, rien n'avait modéré les accidents, la fièvre hectique s'établissait, et une fin prochaine devenait inévitable.

Tableau de la maladie. Le 23 mars 1832.— Marasme, face grippée, sourcils contractés, photophobie, écume continuelle à la bouche, langue couverte de saburres épaisses et blanches, lèvres et intérieur des joues tapissés d'aphtes, trismus, grincement des dents, tremblement spasmodique de tout le corps et sur-tout des bras qui sont de temps en en temps portés convulsivement vers la tête; cris aigus; contraction des doigts; peau froide; pouls misérable; muscles du ventre tendus; douleur à l'épigastre; forte céphalalgie sus-orbitaire; peu d'urine, pas de selles.

Thérapie. Ce jour-là la malade prend plusieurs doses successives d'*aconit* 30°, sans aucun résultat. (S'adresser au symptôme fébrile dans cet état avancé de la maladie, devenait inutile.)

Une substance dont les effets purs répondaient homœopathiquement à la plupart des phénomènes énumérés, tels que trismus, photophobie, ptyalisme, douleur sus-orbitaire, etc., était la *belladona*, ordonnée le lendemain, dans la plus petite dose possible, eu égard à l'excessive sensibilité des organes dans la chronicité fébrile et à la faiblesse extrême qui en est la conséquence....

24. — *Belladona* 30°. *Eau sucrée.*

25. — *Mieux.* Après une grande agitation nocturne, marquée par l'augmentation des cris et des mouvemens convulsifs, l'œil s'ouvre et soutient l'éclat du jour; les convulsions et les cris sont rares; l'enduit de la langue est moins épais, mais les aphtes sont innombrables; le trismus a disparu, la malade peut parler librement; le ventre est moins sensible et plus souple, la tête moins douloureuse; l'urine dépose abondamment; pouls à 100 pulsations. La malade se plaint d'élancemens qui traversent de l'épigastre au dos (symptôme attribuable au remède). Tout va en s'améliorant jusqu'au

27. — Ce jour-là les symptômes persistans sont les aphtes et une salivation abondante; ils cèdent en deux jours à *merc. solub.* 12°.

28 — Et jours suivans. Mieux rapidement progressif ; appétit ; retour des forces. La malade songe à sa toilette et ne cesse de déplorer la fatalité qui a amené l'application des cautères dont les vastes plaies laisseront à son col des traces ineffaçables.

7 avril. — On combat une constipation rebelle par *camphora* 10, et puis par *nux vom.* 30°. La convalescence se prolonge jusqu'au 16 du même mois, jour où elle fait sa première sortie.

8e *Observation.*

GASTRO-ENTÉRO-HÉPATITE AIGUE ENTÉE SUR UNE CHRONIQUE.

Melle Adèle R..., pensionnaire au couvent du Sacré-Cœur ; 18 ans ; maigre, faible, habituellement jaune ; soumise, quelques années auparavant, à des moyens orthopédiques pour une déviation de la colonne vertébrale, était soignée depuis trois ans pour une affection considérée comme une hépatite chronique, avec indurations partielles du foie ; était de plus tourmentée par une toux sèche qui faisait redouter chez cette jeune personne le germe de la phthysie tuberculeuse à laquelle son père avait succombé. A cet état s'ajoutaient de fréquens accès de boulimie, de coliques, de palpitations, des points de côté, etc. Le 21 janvier, huit jours après l'époque des règles, se déclare une inflammation au plus haut degré d'intensité, du foie, de l'estomac, des intestins et de la poitrine. Le médecin de la communauté regarde l'excessive débilité du sujet comme une contre-indication formelle aux saignées. Il avait annoncé souvent l'incurabilité de la jeune malade, et cette fois il la juge perdue. Le jour qu'il croit être le dernier, le docteur annonce qu'il ne reviendra plus. Sur son refus d'y retourner, le frère de la malade me sollicite de l'accompagner au couvent. Tel est le *tableau des symptômes :*

Prostration complète; peau sèche et aride; teint cuivreux; face grippée; langue sèche, brune; yeux hagards; délire continuel; soubresauts tendineux; région hépatique brûlante, tuméfiée; la pression avec la main y est douloureuse, ce qui se décèle, non par une plainte, mais par la contraction brusque des traits de la face; météorisme; suppression des selles et de l'urine; pouls à 130, serré, petit, faible; respiration inégale, suspirieuse la toux qui était forte auparavant, n'existe plus depuis qu'il y a du délire. Nous administrons de suite :

31 janvier, à midi, un globule *aconit* 30°. Une heure après, légère exacerbation suivie d'un amendement prononcé. Six heures plus tard, seconde dose d'*aconit* 30°. Le délire cesse pendant la nuit, et tout s'amende.

1er février. A notre visite, le lendemain matin, la malade nous sourit, sa face s'épanouit, elle a recouvré l'intégrité de ses facultés intellectuelles; pouls à 65 puls., large, souple, régulier; langue humectée; malgré ce changement, il y a toujours douleur gravative à l'épigastre et dans la région du foie; l'hypochondre droit est tendu, sensible, brûlant; *n. v.* 24°. *Eau sucrée, eau lactée.*

2 février. A notre grande surprise, il s'est operé une dépression totale de la région hépatique et de l'abdomen, que je palpe profondément sans y provoquer la moindre douleur. (Ce phénomène me fit douter de l'exactitude du diagnostic porté antérieurement.) La langue est nette, l'appétit se prononce; *point de remède nouveau.*

3 février. La malade n'a pris aucune nourriture; elle est faible, le pouls lent à l'excès; elle ressent un besoin d'évacuer et n'a pas la force de le satisfaire. — *Bouillon de bœuf en boisson et en lavement.*

4. — État normal de l'appareil digestif, nulle trace d'engorgement du foie. Il est survenu d'abondantes déjections bilieuses; urine légèrement trouble; retour de la toux qui manquait depuis plusieurs jours; elle est courte, sèche, avec points lancinans dans les parois thoraciques; ces points sont plus vifs par l'action de se mouvoir dans son lit. Eu égard sur-tout à cette derniere circonstance, on choisit *bryonia alba* 30°.

5. — Disparution des symptômes ci-dessus; la malade se retourne facilement en tous sens; elle se dit forte et veut se lever. *Crêmes et bouillons à discrétion.*

6. — État aussi satisfaisant que la veille; le médicament semble cependant avoir amené, depuis le milieu de la nuit, une sorte de diarrhée bilieuse avec quelques coliques; nouvel accident qui s'évanouit le même jour par *chamomilla* 12°.

7. — Calme parfait, guérison regardé comme certaine.

30 du même mois, mademoiselle R... dînait en ville, avec de l'embonpoint et un teint naturel après l'avoir eu long-temps jaune. Sa santé s'est maintenue en bon état.

ICTÈRE. — HÉPATITE, etc., etc.

Les maladies du foie, si rebelles le plus souvent à l'allopathie, offrent à l'homœopathie les plus beaux sujets de triomphe. Si l'inflammation est aiguë elle exige toujours une ou plusieurs doses d'*aconit*, puis, suivant le cas : *matric.*, *chelidonium*, *taraxac.*, *puls.*, *bryon.*, *natrum.*, *murias magn.*, *ammonium*, *lycopodium*, *dulcam.*, *sulphur*, etc. *Mercur.*, *bellad.*, *nux* ont des symptômes de jaunisse.

9e *Observation.*

HÉPATITE DE CAUSE ARTHRITIQUE.

Un homme de cinquante-cinq ans, grand, sec, maigre, faiblement constitué, teint jaunâtre, sujet à la goutte et aux congestions sur le foie, est pris, au mois de mars 1832, d'une attaque de goutte au pied droit. L'enflure et la douleur de l'orteil sont intolérables. D'après le conseil d'un médecin de ses amis, il couvre cette partie de sangsues qui provoquent une copieuse déplétion sanguine et procurent un soulagement presque instantané. Le lendemain l'accès de goutte paraît vaincu, le pied a cessé d'être douloureux, mais il est survenu tout-à-coup une douleur vive, déchirante, avec élancemens profonds dans la région du foie qui est dure, élevée, chaude et sensible au moindre toucher. Le malade respire péniblement et seulement du haut de la poitrine; le moindre mouvement lui arrache un cri de souffrance; la peau a jauni; urine rare et brune; langue sale; angoisse extrême; pouls fréquent, mou, large, irrégulier et inégal. *Thérapie*, 12 mars. Il s'agissait évidemment d'une congestion sur la portion convexe du foie par métastase de la goutte (accident très fréquent à la suite des applications de sangsues). L'irritation paraît assez forte pour exiger avant tout quelques doses d'*aconit* 30°. On en prescrit trois à prendre de six en six heures. Dès la première le malade est soulagé; à la deuxième il lui est possible de se lever; la troisième reste sans emploi.

13 au matin, région du foie encore sensible au toucher, jaunisse, défaut d'appétit, point de fièvre..... On prescrit *rhus radicans* 30°, *du bouillon de bœuf et du lait.*

14 — La goutte a reparu à l'orteil et la région hépathique se trouve dégagée; l'appétit se prononce. Le pied du malade est guéri le 18. Un mois plus tard un nouvel accès de goutte cède à une seule dose de *rhus* en très peu de jours.

Le choix de cette substance était ici commandé par la nature de la cause, sans laquelle il eût été préférable d'employer *bryonia*, *pulsatilla*, *belladona*, ou tout autre spécifique qui eût eu le plus d'homœopathicité avec l'ensemble des apparitions morbides.

D'une autre nature est le fait suivant :

10e *Observation.*

DUODENO-HÉPATITE AVEC ICTÈRE.

Un de mes amis, trente-six ans, languissant, maigre, jaune, sujet à de fréquens embarras digestifs, est astreint à la sévérité d'un régime borné à l'eau et aux fécules, à cause d'une affection chronique du duodénum et du foie pour laquelle il est soigné allopathiquement par moi depuis trois ans.

Le 11 février 1832, à la suite d'une émotion vive de l'ame, il est surpris de crampes d'estomac, de coliques, et sa maladie s'élève à l'état aigu avec forte jaunisse, langue très saburrale, dégoût, un peu de fièvre, faiblesse, etc.

Eu égard à la nature de la cause, on débute par *ignatia* 12°°°, suivie deux jours après de *bryonia* 30°, qui rétablit en cinq jours l'intégrité des fonctions.

16 — Teint naturel, bon état des digestions, mais retour des crampes d'estomac, sur-tout la nuit, avec insomnie. Ce symptôme, bien dessiné dans les effets du *cocculus*, cède à une seule dose de cette substance. Peu de temps après, quoique le sujet se trouvât satisfait de sa santé, l'ancienneté de la maladie me fit regarder comme indispensable chez lui l'emploi d'un traitement *antipsorique* adressé à l'état chronique. Il a obtenu de grands effets du *muriate de soude*, du *sel ammoniaque*, du *muriate de magnésie*. Il jouit aujourd'hui d'une santé parfaite que l'observation longue et rigoureuse du régime n'avait pu seule lui procurer.

COLITES. — DIARRHÉE. — DYSENTERIE.

L'homœopathie est riche en agens médicateurs capables de dénaturer ces affections; mais le choix du remède doit varier suivant le caractère si variable lui-même que revet la phlegmasie du colon et suivant ses complications diverses. Les principaux remèdes sont : *pulsatilla, colchicum*, *capsicum*, *colocynt., acid. sulph.*, *mercur. subl.* et *solub.*, *hepar suplhuris*, *jalappa*, *rheum*, *chamom.*, *china*, *ars.*, etc., etc.

Sous le rapport des causes : une mauvaise nourriture, chez des sujets scrofuleux ou mal constitués, fera choisir *acid. nitr.*, *pétrol.*; l'impression du froid fera préférer *chamom.* ou *dulcamara*; l'indigestion de corps gras, *pulsatilla*; l'influence d'une épidémie régnante, *colchicum*, etc.

Eu égard aux matières évacuées, l'état bilieux indiquera le choix d'une des substances ci-dessous (toujours la mieux homœopathique aux symptômes), *chamom.*, *rheum*, *acon.*, *merc. solubilis*, etc. L'état gastrique saburral fera pencher pour *aconit.*, *sublim.*, *colocynt.*; pour les déjections aqueuses on aura *dulcam.*, *china*, *vulsat.*; pour les muqueuses *rheum*, *colchic.*, *pulsat.*, *merc. sublim.*; pour les selles sanguinolentes *mercur.*, *colocynt.* La faiblesse avec départ involontaire des matières exige *china*, *ars.*, *acide sulphur.*, etc. Quand les selles sont plus fréquentes la nuit que le jour, la *pulsatilla* réussira très bien. Les complications entrent aussi en ligne de compte pour ce choix difficile du véritable moyen à appliquer. Nous ne prétendons point tracer ici à nos confrères la conduite thérapeutique à suivre dans cette foule de cas divers, notre desir et notre but sont uniquement de leur persuader que l'homœopathie moins ridicule qu'un clystère, moins absurde qu'une purgation, moins hideuse qu'un vésicatoire, est une science profonde, rationnelle, indispensable à qui se présente pour guérir son semblable; et notre espoir est de les engager par là à consulter les livres de Hartmann et autres, où sont consignées avec détail les règles tracées par l'expérience et d'après les principes de l'art. Si nous mettons sous leurs yeux quelques exemples tirés de notre pratique, c'est également dans le but de les convaincre en leur offrant l'occasion de comparer les méthodes, et de juger quel est l'avantage et la promptitude de celle à laquelle une forte conviction nous a rattaché pour toujours.

11ᵉ *Observation.*

DYSENTERIE.

Une dame de quatre-vingts ans, faible et maigre, précédemment et depuis longtemps bien portante, contracte, le 10 février 1832, une dysenterie aiguë avec coliques, ténesme, tranchées, quinze selles sanglantes dans les vingt-quatre heures, peau flasque, froide, pouls lent et concentré, etc. Cette maladie se complique d'une rougeur érysipélateuse, avec une douleur vive sur une portion de la jambe gauche. Cette dernière circonstance, la fréquence des déjections plus grande pendant la nuit, la pâleur de la face, etc., me mirent dans le cas de choisir *pulsatilla* 30ᵒᵒᵒ, qu'elle prit le 12 au matin.

13. — Une seule selle depuis le remède. Les membres sont réchauffés, le pouls relevé, la fluxion de la jambe ne cause plus de douleur et la rougeur de cette partie commence à s'effacer.

14. — La malade se trouve guérie. Il n'y a pas de récidive.

12e *Observation.*

DIARRHÉE BILIEUSE.

Un négociant de trente ans, blond, bien constitué, quoique faiblement musclé, se traite en vain depuis huit jours par tous les moyens allopathique spour unediarrhée qui alterne avec des accès de céphalalgie. Les selles sont bilieuses, précédées de coliques, accompagnées de tiraillemens douloureux le long des cuisses; leur nombre va en augmentant chaque jour et entraîne une faiblesse extrême.

Il prend, le 9 août 1832, une seule dose de *chamomilla* 12°°, qui fait disparaître tous ces symptômes.

11. — Le malade va à la bourse.

13. — Il se plaint de ténesme et d'une constipation qui cède à *opium* 6°°°°°°.

25. — Ce jeune homme, peu soigneux de sa santé, après s'être exposé à un froid humide, ressent une atteinte de rhumatisme vague et de sciatique, à laquelle il est sujet; en même temps, retour de diarrhée, quatre selles aqueuses, le matin seulement. — Une dose unique de

dulcamara 24°, est suivie d'une franche guérison.

13° *Observation.*

Un écolier de onze ans, blond, chétif, malade depuis huit jours au collége, est ramené chez ses parens, le 3 avril 1832. Coliques, faiblesse, froid des membres, sept à huit selles bilieuses par jour. — Tout cède à une dose de *chamom.* 12°.

20 avril, les indices se renouvellent. — Pâleur, céphalalgie latérale, retour des déjections à minuit. *Pulsatilla* 12°. — Guérison dès le lendemain.

14° *Observation.*

Une jeune fille de cinq ans, douce de caractère, blonde et pâle, atteinte depuis deux jours d'une diarrhée muqueuse, plus forte la nuit, avec un peu de tranchées, est guérie le surlendemain par une seule dose de *pulsatilla* 12°°.

ANGINE, AMYGDALITE, CROUP, LARYNGITE.

Les affections si variées de l'arrière-bouche ont chacune un ou plusieurs spécifiques différens en homœopathie, suivant les cas divers.

Ainsi, la *bellad.* convient mieux à l'amygdalite simple; la *pulsatill.* à la pharyngite, avec rougeur sombre et gonflement variqueux des vaisseaux du pharynx; l'angine uvulaire réclamera de préférence *strychnos;* l'angine de la pourpre miliaire *mercur.;* la gangréneuse *ars.;* l'aptheuse *ac. nitr.*, etc., etc. Différentes complications peuvent encore induire au choix d'une des substances suivantes : *hépar sulph.*, *rhus*, *byronia*, *coccul.*, *capsicum*, *sulphur*, etc. En étudiant la matière médicale pure, on jugera avec quelles nuances et avec quelles complications ces médicamens ont du rapport.

Le croup paraît être une maladie très fréquente à *Hanau* (Saxe). Le docteur Kiesselback, médecin de cette ville, confesse, qu'avant de connaître l'homœopathie, trente-six enfans atteints de cette maladie sont morts entre ses mains; tandis que depuis qu'il les traite homœopathiquement, il n'en a pas perdu un seul. Sa méthode est d'employer d'abord l'aconit contre la violence de l'inflammation, puis d'alterner toutes les deux heures une dose de *foie de soufre* et une *d'éponge calcinée*, dans la plus haute atténuation.

15ᵉ *Observation.*

ANGINE TONSILLAIRE.

Un pharmacien de Lyon, trente ans, blond, fort et bien constitué, éprouve dans la nuit du 29 au 30 janvier 1832, un sentiment de brisure et de malaise général, avec insomnie et excitation fébrile.

30 au matin vers neuf heures, gonflement inflammatoire des tonsilles, avec rougeur qui se répand sur le voile du palais, douleur pongitive dans la déglutition, besoin factice d'avaler, salivation visqueuse, raucité de la voix, etc. Le malade sur le point de boire une infusion théiforme, la repousse et accepte, sans grande confiance dans son résultat, une dose de *belladona* 30^{ooo}.

A dix heures : irritation sensiblement augmentée avec rougeur faciale et sensation contusive aux genoux ; à midi tout a disparu, gorge libre, bien être et appétit... à trois heures le malade a dîné et (grande surprise pour nous), est descendu dans son laboratoire... —Incrédule la veille, ce pharmacien s'est voué depuis cette époque, à la préparation des médicamens homœopathiques.

16e *Observation.*

Une dame de vingt-cinq ans, maigre, brune, grande, ordinairement bien portante, affectée de la maladie précédente, mais avec trois jours de plus d'invasion, avec un développement plus complet de l'agmygdalite et une dysphagie absolue, prend le même remède, le matin du 25 juillet 1832. Deux heures après, sensible aggravation, suivie d'un mieux qui permet d'avaler un bouillon de bœuf; le lendemain, guérison.

17e *Observation.*

Un jeune homme de vingt-sept ans, brun et fort, éprouve depuis deux jours, un malaise, de la céphalalgie, alternatives de frissons et de chaleur, lassitudes spontanées, douleurs de brisure dans les bras et les lombes..... Il s'alite le 17 mai 1832, avec des symptômes d'angine; l'arrière-bouche est chaude, brûlante, douloureuse; la membrane tuméfiée çà et là; les amygdales gonflées avec sensation de chatouillement, d'écorchure, de pression; langue enduite de blanc; fièvre le soir, avec chaleur sèche à la peau, aridité du mucus guttural, les trompes d'Eustache et les oreilles sont le siége de douleurs pongitives et d'espèces de secousses. Ces derniers symptômes font pencher pour le choix de *pulsatilla* 12°: le malade, sans aggravation sensible, se trouve guéri dès le lendemain.

18e *Observation.*

Un enfant de onze ans, atteint d'une amygdalite intense, depuis trois jours, avec formation de pus dans la tonsille gauche, prend le 9 août 1832, *bellad.* 30°; le 10 au matin l'abcès s'est ouvert et évacué, mais les amygdales sont encore très engorgées; une 2e dose de *bell.* amène la guérison.

19e *Observation.*

AMYGDALITE CHRONIQUE.

Une dame, artiste dramatique, âgée de quarante ans, forte, brune, pléthorique, affectée depuis huit années, d'une pharyngo-amygdalite rebelle à tous les moyens allopathiques et pour laquelle on lui propose la résection des amygdales engorgées, se confie à l'homœopathie le 1er août 1832, et prend le matin de ce jour, *bellad.* 30°. La malade prévenue d'une exacerbation possible, ne la ressent que dans la nuit suivante, mais très violemment. La maladie s'élève rapidement à l'état aigu avec menace de suffocation, dysphagie complète, ptyalisme, fièvre, élancemens vifs dans les amygdales, etc.; effrayée, elle mande le docteur, qui ne peut s'y rendre que dans la journée suivante. Elle le reçoit en riant et en lui annonçant sa guérison; à peine, en effet, pouvait on distinguer en inspectant l'arrière-bouche, une trace de rougeur et un reste de gonflement tonsillaire.

Les cas de cette nature sont nombreux et le succès du traitement homœopathique est en général prompt et sûr : nous devons cependant signaler certains cas où l'on peut échouer. Nous avons été contraints dans trois circonstances, n'ayant remarqué aucun effet de l'homœopathie, de recourir aux moyens ordinaires. Des trois sujets de ces observations l'un était coiffeur, le second épicier, et l'on put attribuer à l'influence miasmatique des odeurs l'anihilation des miasmes médicamenteux; car nous avons plus d'une fois, dans des circonstances analogues, et pour diverses maladies, observé le même fait.

Un motif de cette nature manquait pour le troisième sujet, chez lequel l'insuccès ne fut explicable que par un défaut d'impressionabilité, de réceptivité organique pour l'influence médicatrice....... Sa guérison fut lente et difficile, à l'aide d'un séton pratiqué à la partie antérieure du col.

20e *Observation.*

CROUP.

L'enfant F., 2 ans et demi, fortement constitué, vers le soir du 24 avril 1832, est saisi d'un mouvement fébrile et de toux avec raucité de la voix : cet état s'aggrave pendant la nuit et dès le lendemain les symptômes du croup sont manifestes... Appelé près du petit malade, nous le trouvons le soir dans une situation devenue alarmante, par la marche rapide de la maladie. Tête renversée, creusant l'oreiller, face tuméfiée, col tendu ; râle muqueux et sibilant, avec claquement à la glotte ; respiration bruyante ; toux éclatante et rauque, avec caractère croupal bien distinct ; accablement ; pouls à 140 pulsations raides et pleines. *Prescriptions* : *aconit* 24°, et trois heures après *hepar sulphur.*, 4°. La première de ces doses est donnée à 9 heures du soir; à 11 on observe une sédation extraordinaire de la fièvre, calme et pâleur du visage. Après la deuxième dose la respiration devient plus libre, moins sifflante, tout s'améliore dans la nuit, et le lendemain 26, on est surpris de trouver le petit malade levé, jouant dans l'appartement et ne conservant qu'une légère raucité de la voix qui se dissipe en 24 heures.

INFLAMMATIONS DES ORGANES RESPIRATOIRES.

L'aconit joue ici un rôle important pour abattre l'état inflammatoire. Ses doses plus ou moins fortes, suivant le cas et suivant le sujet, peuvent être répétées de six en six heures, jusqu'à ce qu'on n'aperçoive plus d'indication de la saignée; après quoi l'on trouve des modificateurs spéciaux, principalement dans les substances ci-après: *bryonia; rhus; antimon. tartar.; ipecac.; capsicum; conium; hyosciam.; bellad.; ignatia; squilla; cina samen; drosera; manganum; stannum*, etc., mais le choix de l'un de ces agens curatifs, n'est ni facile, ni indifférent, une condition de la cure étant toujours la parfaite homœopathicité du remède avec le mal. Ainsi *hyosciam.* convient mieux à la toux nocturne, *ignatia* à la diurne avec froid aux pieds et grattement au gosier; *bellad.*, *matricar.*; à la toux du soir, ainsi que *capsicum* et *rhus*... La douleur des parois thoraciques, et la complication rhumatismale font préférer *bryonia*; l'état convulsif, *drosera* ou *cina*; la raucité de la voix, *mercur.*, *tartrat. stib.*, *manganum* ou *carbo veget.* Du caractère de l'expectoration, de la nature des causes, etc. Sont encore tirées de nombreuses indications : tous ces détails incompatibles avec le but du présent mémoire, seront consignés dans nos articles *Thérapie* de la bibliothèque homœopathique.

21e *Observation.*

FIÈVRE CATARRHALE, (BRONCHITE).

Un homme de 40 ans, blond, gras, peu coloré, bien constitué, malade depuis deux mois, ne peut guérir par les ressources ordinaires de l'art. Il est dans l'état suivant au 9 mars 1832 : yeux injectés, jaunâtres; langue blanche, appétit nul; toux grasse, plus forte le matin au réveil que dans le cours de la journée; expectoration mucoso-séreuse, abondante, douleur dorsale; par l'auscultation médiate, râle sous-crépitant; mouvement fébrile avec paroxismes irréguliers; constipation opiniâtre. — La plupart de ces symptômes, ceux sur-tout qui se rapportent aux viscères digestifs, l'état des yeux et de la langue, l'expectoration du matin, la constipation, désignent le choix de *strychnos*, encore indiquée par les habitudes du malade, astreint aux calculs de tête et amateur de boissons spiritueuses. Une dose de *strychnos* 30°°°, rétablit en peu de jours l'appétit et la liberté des selles; la douleur dorsale disparaît; la toux devient plus rare, plus sèche et plus fréquente la nuit. D'après cette dernière considération, le malade prend *hyosciam.* 12°. Le 14 mars tout s'améliore, et une dernière dose de *strychnos*, prise le 18, confirme la guérison.

Le mieux qui survint après chaque dose, ne fut point précédé, chez ce malade peu irritable, de l'aggravation homœopathique qui a souvent lieu. Il en fut de même dans le cas suivant:

22e *Obervation.*

BONCHITE AIGUE.

Un négociant de Paris, 34 ans, gros, brun,

fortement coloré, pléthorique, est alité depuis trois semaines par suite d'une fièvre catarrhale qui a résisté à plusieurs évacuations sanguines, aux rubéfactions cutanées, aux évacuans et à toutes les ressources de la médecine vulgaire. *Tableau de la maladie au* 29 *mars* 1833. Face rouge, vultueuse, sourcils contractés, langue blanchâtre, pouls dur, vibrant, 95 pulsations, toux vive, brusque, dont les secousses répondent douloureusement au front; expectoration peu abondante et glaireuse; respiration courte et gênée; urine trouble.

Thérapie. D'après l'état pléthorique du sujet, on débute par *aconitum* 30°, *trois doses à prendre de* 6 *en* 6 *heures; pour boisson, eau lactée.* Le lendemain 30, la tête est dégagée, les secousses de la toux ne se font plus ressentir; celle-ci est facile, suivie d'une expectoration plus grasse, ayant lieu principalement le matin. Le pouls est élargi, souple et lent. La langue est dans le même état. Plusieurs modificateurs se présentaient ici pour achever de mener à bien cette maladie. *Dulcam.* 24; *arnica* 6, *bryonia* 24, *stannum* 6, etc.; mais deux circonstances devaient leur faire préférer *strychnos* 30 : savoir l'expectoration plus forte le matin, et la constitution pléthorique du malade.

La durée d'action de l'aconit étant courte, on donne *strychnos* 30°° et du *bouillon de bœuf* alterné avec *eau lactée* ou *sucrée*.

Le 2 avril, le malade se trouve bien et sort.

4. — Il éprouve un léger retour des mêmes accidens : il prend cejour là *aconitum* 30° trois fois. — Le lendemain, une nouvelle dose de *strychnos* 30°°. —Deux jours après il se trouve guéri, et cette fois sans rechute.

23e *Observation.*

PLEUROPNEUMONIE AIGUE.

Une jeune femme de 30 ans, blonde et délicate, habituée aux saignées fréquentes, contracte à l'issue d'un bal, le 26 janvier 1833, une fluxion de poitrine bien caractérisée, avec rougeur vive à la face, peau moite et chaude, pouls large, plein, fréquent ; toux vive accompagnée d'expectoration sanglante et d'une douleur pongitive au côté gauche : respiration haute à droite avec immobilité des cinquième et sixième côtes et râle crépitant; en un mot tout l'appareil des symptômes peripneumoniques. Le 27 au matin une dose unique d'*aconitum* 30°, après une exacerbation très-violente (le sujet était éminemment irritable) et une assez forte pneumorrhagie pendant 20 minutes, procure, 3 heures après le remède, une sédation générale; absence presque complète de fièvre, respiration brlie des deux côtés, non sans un reste de point douloureux à gauche, figure pâlie, propension au sommeil. Grâce à une dose de *bryonia* 30°, prise le lendemain, la malade fut en état de se lever ce même jour; mais elle prit froid et le point de côté se réveilla vivement... Deux jours après, cette espèce de rechute avait cédé à une dose de *squilla maritima* 6°: la malade n'avait observé que deux jours de diète rigoureuse; elle n'eut pas de convalescence à franchir et fut exempte de cette faiblesse quelquefois si prolongée, que nous sommes obligés d'occasioner quand nous réussissons à faire avorter par la diète et les saignées des inflamamtions de ce genre.

24e *Observation.*

CATARRHE SUFFOCANT.

Une dame de 36 ans, blonde, lymphatique, pommettes colorées, éclat vitreux des yeux; respiration habituellement courte; caractère inquiet, sensible, irascible, a fait, à diverses époques, des maladies longues et graves, toutes plus ou moins analogues à celle qui la tient alitée depuis deux mois, quand, au 25 février 1832, je suis demandé en consultation avec deux de mes confrères.

Les apparitions morbides sont celles d'un catarrhe suffocant parvenu à un degré assez avancé pour laisser peu d'espoir. Toutes les ressources de l'allopathie ont été épuisées sans succès. La veille encore on a placé 6 nouveaux vésicatoires, prescrit 20 grains de calomélas en 10 doses, des frictions stibiées, un lavement de kina, etc.

Tableau de la maladie au moment de notre visite : yeux brillans, face colorée, couverte de sueur et contractée; expression d'angoisse; langue saburrale, rouge aux bords, tapissée d'aphtes ; salivations visqueuse; moiteur continuelle, chaleur élevée à la peau; excessive sensibilité de l'epigastre et des hypochondres, palpitations violentes: pouls petit, serré, inégal et intermittent, à 130 pulsations; toux vive, brusque, déchirante, par quintes répétés coup sur coup, rendant la face violette, accompagnée d'une anxiété extrême et suivie d'expectoration écumeuse, jaunâtre et souvent liquide. Nervosité très exaltée; respiration obscure dans quelques points, crépitante dans d'autres, un peu de bronchophonie et de râle sibilant; urine rare et foncée; selles nulles malgré les 20 grains de calomélas récemment pris.

Nos avis réunis furent de ménager à l'avenir la sensibilité exaltée du système nerveux, de se borner à une médication douce, émolliente et, comme supplémentaire des menstrues, à l'application sur la vulve de quelques sangsues. L'usage encore actuel de médicamens à grandes doses mettait obstacle pour le moment à une médication homœopathique.

Tout ayant empiré malgré ces moyens, il fallut, au bout de quelques jours céder au désir exprimé avec instance d'essayer en dernier ressort les ressources de l'homœopathie.

3 mars 1832. Les symptômes sont ceux déjà énumérés, avec plus de prostation et des nuits horriblement pénibles. Ce jour-là une dose *aconitum* 30° ne produit rien. (La malade a respiré de l'eau de Cologne pendant une syncope et un emplâtre vésicatoire est resté appliqué par oubli.)

4. — *Aconitum* répété; injonction d'éloigner toute odeur et tout remède allopathique; *bouillon et eau sucrée.*

6 heures après : état presque naturel du pouls. Nuit fatigante; quintes fort longues; mais nul retour de fièvre.

5. — Eu égard aux quintes nocturnes et à la couleur jaune des crachats; *hyosciam.* 12°°°.

6. — Nuit excellente; face épanouie, calme; espoir; appétit. La durée d'action de *hyosc.* étant courte, on donne ce même jour, à cause de la nature de l'expectoration et de la toux qui devient plus grasse, *stannum* 6°... les jours suivans mieux progressif.

9. — Retour de toux par accès avec suffocation et spasme; *cina* 12°°°. — calme; nuit bonne; apyréxie.

10, 11, 12. — Bien. 13 — écart de régime; on prend du café et de la salade; quintes de toux le soir et la nuit ; *hyosciam.* 12^{000} — mieux léger le lendemain.

14. — La malade est levée mais en marchant elle ressent une douleur assez vive au côté et un prurit vulval très-incommode; *bryonia* 30^{000}, soulage en huit heures de tems.

16. — Il ne reste que le prurit de la vulve qui cède au bout d'une semaine à *dulcamara* 24^{0}.

25e *Observation.*

BRONCHITE CONVULSIVE (COQUELUCHE).

Un enfant de 6 ans, bien portant les jours précédens, contracte le 8 février 1832 la coqueluche qui régnait alors épidémiquement. Après 2 ou 3 jours de malaise et de fièvre légère les symptômes s'aggravent, la toux devient sèche, forte, sonore, se reproduisant par quintes qui laissent à peine à l'enfant le temps d'inspirer. Le 12 la coqueluche est parfaitement caractérisée par une inspiration bruyante, sonore, au milieu d'une série d'expirations saccadées. Pendant cette quinte la face s'injecte, les yeux deviennent rouges, larmoyans, les artères du col battent avec violence; après quelques quintes, le petit malade parvient à expulser un peu de mucosité glaireuse. Ce même jour il prend *belladona* 30^{ooo}; — encore quelques légères quintes et le lendemain elles ont disparu.

26e *Observation.*

Un autre enfant âgé de 3 ans, chez lequel on avait reconnu l'existence de vers lombrics, contracte, à la même époque, l'épidémie régnante; la toux a le même caractère convulsif de la coqueluche, mais, quelques symptômes se rapportant à ceux du *cina*, on donne cette substance le 12 février.

13 Mieux. — 14. Disparition complète du caractère convulsif; cependant toux sèche pendant toute la nuit; *hyosciam.* 12^{ooo}; guérison.

27e *Observation.*

Une petite fille de 10 mois est atteinte le 1er février d'une toux convulsive qui présente les caractères de la coqueluche : inspiration sonore et bruyante au milieu d'une quinte d'expirations saccadées et successives; éternuement; yeux sensibles à la lumière; râle muqueux; pouls fébrile; chaleur moite : *cina* 9^{ooo}—Après ce remède accès plus violent de toux spasmodique suivi d'un mieux remarquable.

2, 3, 4. — Une seule quinte par jour, courte et survenant après diner; d'après ce symptôme caractéristique, *arnica* 6°°.

5. — Bien-être qui se soutient sans retour.

28ᵉ *Observation.*

Une autre petite fille, 3 ans, blonde, pâle, atteinte de coqueluche caractérisée; yeux rouges, face s'injectant considérablement pendant les accès de toux, avec gonflement des veines, peu de fièvre. *bellad.* 30°°. La maladie est enlevée.

29ᵉ *Observation.*

Le jeune frère de la précédente est atteint le même jour de la même affection qui régnait alors épidémiquement dans le quartier. Cet enfant, déjà malade et sous l'influence de remèdes homœopathiques, prend également *bellad.* qui au lieu d'enlever la maladie ne procure qu'un amendement et la réduit à une seule quinte le matin: *arnica* 6°°° — guérison dès le lendemain.

FIÈVRES INTERMITTENTES.

Dans plusieurs localités du sol germanique, cette classe de maladies, dont la variété est innombrable, paraît opposer une grande résistance aux procédés homœopathiques et obliger les praticiens de l'école nouvelle à se jeter assez souvent dans les sentiers mal éclairés de l'ancienne thérapeutique, pour y demander aux chances du hazard une guérison qu'ils ne trouvent pas dans la marche rationnelle de l'homœopathie. Ces mécomptes tiennent sans doute à ce que l'on n'a pas toujours assez soigneusement comparé les caractères de la fièvre qu'on veut combattre avec les apparitions morbides artificielles de l'agent fébrifuge à employer. Ainsi les périodes du chaud et du froid varient: tantôt le malade éprouve de la douleur au front pendant le frisson, d'autres fois pendant la chaleur; chez l'un il y a symptômes gastriques, chez l'autre complication arthritique; l'un a de la soif, elle manque chez cet autre, etc. Il arrive souvent encore que la fièvre intermittente est entretenue par l'abus allopathique des préparations de quinquina. Il y aurait alors injustice à s'en prendre à l'homœopathie

Il nous est impossible de rappeler ici tous les médicamens qui, dans la matière médicale pure, fournissent des phénomènes analogues à ceux des fièvres intermittentes. Parmi les plus employés, nous signalerons l'utilité du *quinquina* 12°° ou 15°°, lorsque la soif, absente pendant la période du froid, se réveille vive pendant celle de chaleur; celle de *cina* 9°° quand la soif ne survient ni dans le froid ni dans le chaud et qu'il y a des vomissemens d'alimens, suivis de faim immodérée. Y a-t-il peu de soif pendant le frisson, mais vomissemens glaireux, selles diarrhéiques, nausées ou céphalalgie? *pulsatilla* 18°°; frisson presque nul, violent mal de tête, constipation, etc.? *strychnos* 30°°°; soif vive pendant le frisson et pendant la chaleur, sueur tardive? *ars.* 30°, *arnica* 6°°; point de mal de tête, peu de soif? *menyanthes* 3°°; violente douleur des membres, des reins, du ventre pendant l'accès? *bryonia* 24°°. Y a-t-il peu de frisson et beaucoup de symptômes gastriques? on se trouvera bien de répéter plusieurs doses d'*ipécacuanha* 6° ou 9° pendant l'apyrexie et de prévenir l'excès de congestion viscérale par une dose d'*aconit* 30° à l'invasion de l'accès. L'*aranea diadema* est un spécifique remarquable quand le frisson arrive avec violence, tremblement du corps, claquement des dents. Le *capsicum* a réussi entre les mains du Dr Trottmann dans un cas rebelle, et sur la seule similitude d'un symptôme trouvé dans cette substance relatif à cette circonstance unique, que la sueur n'arrivait qu'au bout de douze heures. Après l'accès, observe-t-on des sueurs froides et des urines sombres? le *veratrum* aura plein succès; de continuelles vomituritions avec état saburral indiqueront *antimon. crud.*; l'état soporeux *opium*, *bellad.*, *china*; l'accès à minuit, *ars.*; la soif ardente avant l'invasion, *arnica*; le type quarte, *sabadilla*. L'abus allopathique du quinquina réclamera, suivant les nuances des symptômes, *nux vom.*, *veratr.*, *bell.*, *ferr.* Le Dr Kieselbach, dans les lieux où ces fièvres sont endémiques et opiniâtres, obtient des succès constans de *natrum*, *carbo veget.* et *sepia* donnés alternativement. Avec un examen attentif des circonstances de la fièvre et un bon choix du modificateur, on essuiera peu d'insuccès. (1)

---

(1) A Münster vient de paraître un nouveau travail de l'infa-

Voici la fièvre intermittente la plus rebelle qui se soit présentée à nous dans le cours de notre pratique homœopathique.

20e *Observation.*

FIÈVRE INTERMITTENTE TIERCE.

Femme de 36 ans, pâle, amaigrie, fièvre intermittente tierce qu'on a coupée plusieurs fois, dans l'espace de 15 mois, mais qui n'a jamais été suspendue que pendant peu de jours chaque fois, pour reparaître avec une nouvelle violence. Le frisson débute avec céphalalgie, dure deux heures avec soif intense; il est suivi de quatre heures de chaleur sèche et l'accès se termine par deux heures environ de sueur; dans l'apyrexie langue saburrale, inappétence. On fait choix d'*ignatia* 12° que la malade prend le matin du 11 août, jour d'apyrexie. Le lendemain 12, l'accès qui ne vient ordinairement que vers 11 heures du matin survient à neuf. Il n'est rien changé à ses circonstances. Il est

---

tigable docteur C. de Bônningausen — Versuch einer homœopathischen thérapie der Wech elfieber. *Essai d'une thérapie homœopathique des fièvres intermittentes.* (Ouvrage traduit par le docteur Rapou.)

suivi d'une grande faiblesse : *ars.* 30°. L'accès suivant est à peine marqué ; la soif diminue ; il est survenu des déjections jaunes accompagnées de coliques. Les accès suivans continuent à faiblir, mais le frisson est toujours violent. D'après cette dernière observation on prescrit le 27, *aranea* 18° qui supprime dès le lendemain tout frisson. Il manque tout-à-fait à l'heure de l'accès, et celui-ci n'est marqué que par une forte céphalalgie. Un second et un troisième accès se passent de la même manière; alors à l'état saburral et à la douleur de tête on oppose *strychnos* 30°. De ce jour la malade n'a eu aucun ressentiment fébrile et les fonctions digestives se sont parfaitement régularisées.

31e *Observation.*

FIÈVRE TIERCE.

Homme de 30 ans, mince, habitant une campagne près d'un marécage, atteint d'une fièvre tierce, qui, coupée plusieurs fois par les moyens allopathiques, reparaît toujours après quelques semaines. Il est jaune, maigre, frontalgie continuelle augmentant pendant l'accès, perte d'appétit, goût amer, sensibilité à l'épigastre et au foie, rate tuméfiée, faiblesse et douleur contusive des membres avant l'invasion de l'accès, soif modérée. —Deux doses de *nux vom.* 18° le rétablissent, et l'engorgement de la rate cède à une dose de *china* 15°.

32° *Observation.*

FIÈVRE QUOTIDIENNE.

Femme de 25 ans ; fièvre depuis trois jours; type quotidien, accès le soir peu intense, marqué par la frontalgie, la soif ardente, frisson modéré et chaleur long-temps soutenue, serrement de poitrine, accablement. Une dose unique d'*ignatia* 12° enlève les accès fébriles.

33° *Observation.*

FIÈVRES QUARTES.

Un cocher, 40 ans, fort et grand, depuis long-temps atteint d'une fièvre intermittente qui a résisté à de très fortes doses de quinquina; type d'abord tierce, actuellement quarte; soif vive avant et pendant le frisson ; celui-ci précédé de frontalgie avec éblouissement, diplopie, état fantastique, douleurs brûlantes dans les membres et dans la région gastrique, colique, constipation alternant avec diarrhée vers la fin de l'accès. D'après ces symptômes, et eu égard à l'abus antérieur du quinquina, *veratrum* 12°, pris le 9 avril 1832, diminue quelques symptômes, mais l'accès revient toujours à heure invariable. 20 du même mois, *sabadilla* 30°.... Un dernier et faible ressentiment fébrile à l'heure ordinaire de la fièvre qui depuis n'a plus reparu.

34e *Observation*.

Un jardinier aux Moulineaux sous Meudon, 55 ans, grand, sec, robuste, teint jaunâtre, fièvre depuis plusieurs semaines, type quarte, accès venant invariablement à 3 heures d'après midi; deux heures de frisson avec soif ardente, 3 heures de chaleur vive et 4 de sueur, sans soif; état normal entre les accès.

28 avril. *Sabadilla* 30°. Le jour suivant accès léger. Le 1er mai la fièvre manque, mais à l'heure ordinaire, à trois heures et jusqu'à six, sentiment de faiblesse singulière dans les membres.

3 mai. *Sabadilla* 30°. Depuis lors nulle apparition de fièvre.

Ce petit nombre d'exemples suffira pour donner une idée de l'excellence d'une méthode sur l'autre. Chacun sait combien sont rebelles à la médecine vulgaire les fièvres intermittentes à type quarte; combien l'usage répété du quinquina a produit de maux chroniques souvent incurables; tels que gastro-entérites, hydropisies, indurations de la rate; et combien les convalescences sont ordinairement longues et pénibles !

RHUMATISME AIGU, ARTHRITE, MYOTITES, POLYARTHRITES.

Soit expérience insuffisante dans le choix des modificateurs, soit pénurie de ces derniers dans les affections rhumatismales, nous avons cru remarquer que leur traitement n'était pas le côté le plus brillant de la thérapeutique nouvelle, telle qu'elle est encore aujourd'hui. Nous voyons bien assez souvent le rhumatisme récent, la sciatique, la pleurodynie, etc., enlevés avec une prodigieuse rapidité, mais d'autres fois aussi nous les voyons résister presque aussi long-temps à l'homœopathie qu'aux médications anciennes sur lesquelles, dans ce cas, elle offre encore de l'avantage par une plus grande douceur, une plus grande innocuité des moyens et par l'absence de tisanes, d'onguens, vésicatoires, ventouses et autres choses non moins repoussantes. Nous rapporterons également des cures rapides et d'autres plus lentes.

Les modificateurs anti-rhumatiques sont très nombreux : on en trouve dans les atténuations de bien des substances telles que *aconit, bellad.*, *bryon.*, *hepar sulph.*, *ledum*, *mercur.*, *ferrum*, *nux vom.*, *puls.*, *rhus*, *staphys.*, *sulph.*, *sassapar.*, *tartr. stib.*, *carbo calc.*, *caustic.*, *lycopod.*, *silicea*, *graphit.*, etc. Hartmann, dans sa thérapie des maladies aiguës, indique le fer quand plusieurs parties sont prises à la fois avec forts élancemens, déchiremens la nuit, pâleur du visage, etc. ; l'*antimoine*, ou *nux vom.* quand il y a embarras gastrique ; *pulsat.* quand il y a exacerbation le soir, enflure avec rougeur des articulations, paroxysmes violens pendant lesquels la douleur se déplace facilement, soulagement en exposant le membre douloureux au contact de l'air ; *bryonia* dans une polyarthrite ou myotite, lorsqu'il y a cette circonstance que l'immobilité calme les souffrances qui s'aggravent par le mouvement ; *rhus* dans la circonstance tout-à-fait contraire et lorsque le bouger soulage.

Arnica convient à la goutte portée sur le rachis ; *Mercur.* dans l'enflure des orteils, ainsi que *staphisagr.* Les douleurs fixées à la hanche réclament *bellad.* Si élancemens brûlans, nervosité, etc. ; *colocynt.* si douleur de dislocation, etc.

L'arthrite des genoux appelle *ledum* quand les douleurs sont plus fortes la nuit au lit; *china* s'il y a enflure et douleur plus vive dans le repos. L'arthritis vaga réclame *bell.*; *hépar sulphur.* réussit à l'invasion. L'arthritis nodosa cède lentement à *staphisagr.*, *calcarea*, *graphit.*, (*silicea* si le sujet est tourmenté par des rêves effrayans), etc.

Nous le répétons, notre but n'est pas de tracer ici un guide thérapeutique, mais seulement d'indiquer les voies à suivre pour se livrer à l'étude de cette thérapeutique, dans les ouvrages qui en traiteront spécialement et de signaler les circonstances dont il est important de tenir compte, dans le rhumatisme plus peut-être que dans tout autre cas, pour assurer l'utilité de son médicament. Cette recherche, j'en conviens, et l'effort d'attention qu'elle réclame au lit du malade, sont pénibles à qui contracta l'habitude du *laisser-aller* allopathique ; mais la satisfaction qui accompagne un succès n'est-elle pas un ample dédommagement à la peine qu'on s'est donnée?

35e *Observation.*

RHUMATISME AIGU.

G., fermier d'un de mes cliens, quarante ans, fort et bien constitué, alité depuis huit jours par un rhumatisme général, avec enflure des articulations ; douleurs intolérables ; impossibilité du mouvement ; fièvre ardente ; sueurs continues qui ne soulagent point ; langue saburrale, etc. Aucun moyen allopathique n'a été tenté.

6 juillet, trois doses successives d'*aconitum* 30°, données de six heures en six heures, calment la fièvre et modèrent l'intensité des douleurs, dont le caractère se dessine alors mieux qu'auparavant. C'est une sensation d'arrachement avec élancement, chaleur brûlante, enflure, tête pesante, constipation ; un mouve-

ment cause un cri. Tout indique donc : *bryonia* 30°.

12. — Tout est mieux. Les membres sont dégorgés et peuvent se mouvoir ; le malade est sans fièvre. Il reste un état saburral avec crampes d'estomac la nuit, céphalalgie, constipation. Ces symptômes cèdent à *cocculus* 12°, qui leur répond.

18. — Les membres, quoique dégorgés, sont encore le siége de quelques douleurs déchirantes, sur-tout au coude, à l'épaule gauche, aux deux genoux et aux coude-pieds ; elles se réveillent plus fortement la nuit. Ce caractère indique *ledum palustre* 12°.

24. — Ce remède n'a produit qu'un mieux incomplet ; il reste toujours de l'enflure aux genoux, de la faiblesse, de la pâleur ; le malade aime à remuer ses jambes, il croit en éprouver du soulagement. Du reste, l'appétit se prononce, la tête est libre, les fonctions du ventre se rétablissent. Plusieurs de ces nouveaux caractères ont leurs analogues dans *china* 12°.

Ce médicament produit quelque aggravation pendant une demi-journée, après quoi tout s'amende ; le malade prend des forces ; il peut marcher, et se trouve en pleine convalescence après vingt jours de traitement et vingt-huit jours de maladie.

Il est présumable qu'un traitement allopathique eût été plus long, plus désagréable, et suivi d'une plus pénible convalescence.

36e *Observation.*

PLEURODYNIE.

Une femme de quarante-huit ans, non réglée, forte, brune, grasse, éprouve depuis une année une douleur vive et lancinante au côté gauche, plus forte en respirant et en marchant. Elle a épuisé les moyens ordinaires : cette affection a résisté à plusieurs vésicatoires, aux ventouses, aux frictions stimulantes, aux bains de vapeur, etc.; l'aération pulmonaire se fait librement. Tout indique donc que les muscles intercostaux sont le siége fixe de cette maladie. Il n'y a pas de fièvre, et l'ensemble fonctionnel n'est pas troublé. Deux fortes doses de bryonia 18°, à deux jours d'intervalle, les 16 et 18 février 1832, provoquent, le 19, une aggravation très sensible, suivie d'une guérison brusque et sans retour.

37e *Observation.*

PLEURODYNIE.

Un jeune homme, trente-sept ans, brun, sec, nervoso-bilieux, affecté depuis huit jours d'un rhume sans fièvre, auquel se joint une douleur pongitive sous les côtes gauches, plus vive en respirant, gênant l'inspiration, et augmentant la nuit. Il prend, le 8 février, *bryonia* 30°, se trouve guéri le lendemain et vaque à ses affaires. Soit infraction au régime, soit impression de l'air froid, la douleur reparaît le 12 ; même traitement, même guérison, sans récidive cette fois.

38e *Observation.*

SCIATIQUE RÉCENTE.

Une dame, quarante-cinq ans, faible, maigre, réclame nos soins, le 15 avril 1832, pour une sciatique aiguë du côté gauche, qu'elle a ressentie depuis quelques jours, qui s'empire et la force à s'aliter. *Chamom.* 12°, quatre doses consécutives chaque matin. Après la première, chaleur moite à la peau et engourdissement du nerf douloureux. A la quatrième, la malade est guérie.

39e *Observation.*

SCIATIQUE.

Un tailleur, cinquante ans, boiteux et cachectique, contracte une sciatique aiguë, le 20 février 1832, et réclame mes soins le 24. *Chamom.* 12°, répétée quatre fois de suite, amène la guérison.

40e *Observation.*

SCIATIQUE.

Monsieur R., rue Vivienne à Paris, trente-quatre ans, robuste et coloré, sujet depuis nombre d'années à une douleur sciatique du côté gauche, qui se réveille avec intensité chaque automne, demande nos soins le 17 septembre 1833. Il est alité depuis plusieurs semaines, a placé soixante sangsues sur le trajet du nerf sciatique, pris de l'huile de térébenthine en potion, des bains de vapeurs, et employé divers linimens, le tout sans succès.

Une première dose de *chamom.* 12° est prise ce jour-là. Au bout d'une demi-heure le malade, qui, au sortir de la caisse à vapeur, ne transpirait jamais plus d'un quart d'heure, éprouve une détente générale et une transpiration qui se prolonge jusqu'au soir, avec un sentiment de bien être qui lui était inconnu ; la douleur sciatique semble engourdie. Le lendemain et le sur-lendemain, mêmes doses qui ne produisent pas le même effet. Il semble au malade que la douleur veut de temps en temps se réveiller, mais qu'elle est arrêtée en chemin et s'éteint faute de force. Il ne transpire plus, la langue est chargée, il y a quelques coliques, point de selles. *Lavement huileux.*

22. — Même état saburral, éruption rouge et prurigineuse sur tout le corps, coliques. (On ne sait si l'on doit attribuer ces effets à la *chamo.* ou au remède allopathique antécédemment pris.) *Nux vom.* 30° fait cesser l'éruption, calme les coliques et réveille l'appetit ; mais la sciatique reparaît avec une intensité croissante. Elle a pris le caractère d'élancemens brûlans comme du feu ; d'après cela on choisit, le 25, *bellad* 30°, que le malade ne prend pas parce qu'il se remet au traitement allopathique.

Nous avons rapporté cette histoire incomplète uniquement pour signaler l'action de *chamo.* Il est à regretter, pour le malade, qu'il n'ait pas continué, car la *bell.*, répondant parfaitement à l'élancement brûlant des nerfs crural, sciatique, du pli de l'aîne, etc., un bon résultat était probable.

La *colocynth.*, la *katharid.*, l'*arsen.*, ont également réussi dans différens cas de sciatique et de coxalgie.

41e *Observation.*

POLYARTHITE AIGUE.

Un homme de quarante ans, amaigri, pâle, faible, sujet à la goutte depuis huit années, demande nos soins, le 8 janvier 1833, pour un accès très aigu. Le coude, le genou et le pied gauche sont pris, tuméfiés, chauds, douloureux, incapables de mouvement. La douleur a le caractère d'élancemens, de déchiremens augmentant par le toucher et plus forts au milieu des nuits. Vers le matin, une légère moiteur soulage; pouls fébrile, inappétence, abattement, tristesse, urines foncées, etc.

Le fer nous parut homœopathique à ce cas là, car on trouve dans ses symptômes : pâleur, faiblesse, enflures articulaires, douleurs lancinantes, sur-tout la nuit, etc.

Le malade prend, ce même jour, 8 janvier 1833. *ferrum* 12.

2° visite (12 janvier). Il n'y a pas eu d'aggravation appréciable, et un mieux sensible nous porte à répéter la même dose. Cette seconde, trop forte ou trop rapprochée de la première, fait ressentir quelques-uns des effets du fer, tels que mal de gorge, lancées vives en avalant, douleur thoracique à gauche, angoisse précordiale, élancemens exagérés dans le coude engorgé, crampe dans le pied malade; etc. On reconnaît l'action trop prononcée du médicament, et, par conséquent, on se contente de faire flairer au malade un petit flacon contenant du foie de soufre (antidote du fer). Tout s'apaise rapidement par ce moyen, et l'amélioration fait des progrès. Le 20 janvier, le malade n'éprouve plus qu'une faible douleur crampoïde dans le coudepied gauche, plus forte en marchant, et laissant le soir un peu d'enflure. Ces symptômes cèdent en trois jours à *bryonia* 30°, et, depuis lors, il n'y a pas eu de récidive. Nous ne croyons pas pourtant que le malade en soit à l'abri, le principe goutteux n'a pu être détruit en aussi peu de temps, il exige un traitement *anti-psorique* (*anti-humoral*) très prolongé.

42e *Observation.*

NÉVRALGIE AIGUE DU THORAX.

Monsieur R......, trente-quatre ans, brun, pâle, tempérament bilieux, bien portant jusque-là, ressent, le 2 avril 1832, des alternatives de frisson et de chaleur, du malaise, de la soif, de la céphalalgie; l'appétit se perd, la langue se charge. Après trois ou quatre jours de ces prodrômes, il est surpris, à dix heures du matin, par une douleur vive, suffocante, qui resserre les flancs et les côtes de manière à gêner la respiration et à donner la sensation d'une ligature autour du tronc. Ces accidens durent cinq à six heures, puis se dissipent pour se reproduire le lendemain à la même heure et tous les jours ainsi, en augmentant de violence. La douleur devient telle, que le malade se roule en criant; il n'est soulagé momentanément que par de nombreuses éructations. Cette singulière maladie résiste à *nux vom.*, prise le 13 avril, et cède à une dose de *bryonia* 30 administrée le 16.

43e *Observation.*

MYOTITE.

Une dame de trente ans, blonde, fraiche, d'une complexion moyenne, est alitée depuis un mois, par suite d'une affection rhumatismale qui occupe les muscles du bas-ventre et ceux des membres; tout mouvement occasione de vives douleurs, sur-tout à la cuisse; l'aliment le plus simple et le moins substantiel excite une crampe douloureuse de l'estomac. langue légèrement saburrale; hypogastre sensible à la pression; selles rares; peu de fièvre; pas d'enflures articulaires. — 19 avril 1831, *bryonia* 30°. — Le 21, mieux; nouvelle dose de *bryonia*. Elle est en état de sortir le 24.

44e *Observation.*

ARTHRITE AIGUE.

Femme de quarante-six ans, maigre, pâle, vive, d'un santé précaire, saisie, le 22 février 1832, d'une inflammation aiguë au poignet gauche, pour laquelle elle a recours au médecin deux jours après l'invasion. L'articulation radio-carpienne, les doigts, le bras, sont tuméfiés, avec douleurs vives, lancinantes; nul mouvement possible; tiraillemens jusqu'à l'épaule; pouls dur, serré, cent quinze pulsations; face animée, reluisant d'une sueur grasse. Trois doses d'*aconitum* 24°, données de six heures en six heures, procurent du calme et la chute complète de la fièvre. 25 au matin, tuméfaction moindre, élancemens diminués, mais dans le bras tiraillemens plus forts qu'auparavant; douleur brûlante et picolante à l'œil gauche; irritation de la gorge; raideur du col et de la nuque. D'après tous ces symptômes on donne ce jour: *bellad.* 30°; aggravation peu sensible, et guérison pleine et entière le 27.

Tous les cas de rhumatisme aigu ne cèdent point avec cette facilité: il nous est arrivé d'être obligé de répéter fréquemment un remède, et même de donner à la fois une goutte entière de la dilution, dont un seul globule suffira d'ordinaire.

PHLEGMASIES CUTANÉES, — ROUGEOLE, — SCARLATINE, — ÉRYSIPÈLE.

La *pulsatille* pour la rougeole ainsi que l'*aconit*, le *coffea cruda*, la *belladona*, le *rhus* pour l'érysipèle et la scarlatine lisse, sont les principaux remèdes; mais diverses complications réclameront souvent des médicamens accessoires. (*Voir*, pour les détails, *la Bibliothèque homœopathique*, *tome* II, 4e *cahier*.

45e *Observation.*

ROUGEOLE.

Un enfant de trois ans, bien constitué, contracte la rougeole qui régnait alors épidémiquement. Après un stade catarrhal pénible se montre l'éruption; le 21 juillet 1833, elle n'est sensible que par une légère marbrure de la peau, les yeux sont très rouges et la toux excessive; dans cet état, l'enfant prend *pulsatilla* 12°. 2 heures après, grande anxiété, et au bout de 4 heures, sédation du catarrhe et en même temps développement complet des taches rubéoliques. Dès le lendemain 22, la rougeole était au déclin comme elle y fût parvenue le 7e jour, d'après la méthode expectante. La toux continue à s'éteindre malgré l'imprudence qu'on a eue d'exposer l'enfant malade à l'air pluvieux. Le 24 il sort en parfaite santé, sans convalescence et sans aucun de ces reliquats si tenaces qu'on observe souvent.

46e *Observation.*

Une petite fille de 5 ans, rue de Clichy, à Paris, d'une bonne santé d'ailleurs, est alitée depuis quatre jours avec tous les phénomènes qui accompagnent la rougeole, moins l'éruption qu'on ne peut apercevoir et qu'on soupçonne entravée par la violence du catarrhe. La fièvre est intense, la toux excessive, les yeux rouges, larmoyans et sensibles au jour, la langue saburrale. Ce jour-là, 15 mai 1833, *aconitum* 30o deux doses à six heures d'intervalle l'une de l'autre. L'éruption acquiert dans la journée tout son développement, et la toux s'apaise.

16 — au matin, point de fièvre, symptômes de bronchite très modérés, *pulsatilla* 18o.

17. — Pâleur des pustules rubéoliques qui disparaissent le 18. L'enfant ce jour-là joue dans le jardin.

47e *Observation.*

SCARLATINE.

Un Anglais de 24 ans, blond, sanguin, fort, s'alite, le 20 mars 1832, avec une angine tonsillaire intense, qui ne tarde pas à s'accompagner d'une teinte de scarlatine sur toute la surface cutanée; fièvre intense, peau sèche et brûlante, douleur sus-orbitaire. Une première dose de *belladona* 30° ne produit rien ce jour-là, parce que le malade, trop peu prévenu par le médecin, a respiré de l'eau de Cologne et bu de l'infusion de violette.

21 mars, de nouveau *belladona* 30°, aggravation au bout de deux heures....., vifs élancemens dans la gorge, pouls précipité, léger délire...; après quatre heures, sédation générale.

22 — teinte moins rouge; moiteur; la peau se *farine* en quelques places; urines troubles; calme; peu de fièvre.

23. — Appétit et desquammation comme

d'ordinaire au neuvième jour de la maladie. Celle-ci a duré cinq jours; le malade sort guéri le 24.

48e Observation.

ÉRYSIPÈLE DE LA TÊTE ET DE LA FACE.

Une dame de quarante-deux ans, forte, grosse, pléthorique, ayant contracté l'habitude de copieuses et fréquentes saignées, était sujette à de violentes congestions sanguines vers la tête, les yeux, à des engorgemens inflammatoires des membres, à des érysipèles, etc. La vue et l'ouie s'étaient affaiblies chez elle, et chaque fois qu'elle sentait venir les éblouissemens, les vertiges, les maux de tête, elle se hâtait de me faire appeler pour lui tirer du sang. Ce besoin de saignée se faisait ressentir plus fréquemment depuis quelques mois. —Le 15 février 1831, je pratiquai une large phlébotomie; dix jours après, malgré cette précaution, la dame fut alitée, et me fit appeler. Elle avait pris la fièvre; un vaste érysipèle couvrait la face, les yeux et le cuir chevelu, de manière à la défigurer. Ne doutant point qu'on ne dût la saigner, elle avait, à cet effet, préparé bandes, linges et cuvettes qui, étalés sur son lit, furent les premiers objets offerts à mes regards, mais dont je ne fis pas usage. Je vous ai saignée il y a peu de jours, dis-je à la malade, le moyen devient abusif; prenez d'abord ceci, et si demain matin vous n'êtes pas mieux, nous serons à temps de soustraire du sang. En lui tenant ce langage j'avais préparé une dose de *bellad.* 30°, que je lui présentai, et qu'elle avala sans hésitation; je prescrivis pour toute boisson l'eau sucrée. C'était l'époque où l'homœopathie commençait à s'enraciner à Lyon, sujet d'enthousiasme pour les uns, de terreur pour les autres; mà malade se trouvait rangée parmi les antagonistes. A ma visite du lendemain l'érysipèle était à peu près disparu, la malade paisible et stupéfaite de ce qui lui était arrivé.

Ma convalescente comprit qu'il était possible d'apaiser l'effervescence du sang, sans priver l'économie d'une partie de ce précieux fluide; mais elle parut épouvantée en apprenant de moi qu'elle avait usé de l'homœopathie. J'eus quelque peine à calmer son effroi, car un autre médecin de sa société, qui prétendait connaître les nouveaux procédés et même les avoir mis en pratique, avait dit devant elle : qu'un malade soumis à l'homœopathie pouvait bien, il est vrai, guérir, et même comme par prodige, mais que *c'était aux dépens du temps qu'il avait à vivre ; qu'en un mot l'année ne se passait pas sans qu'il succombât à un poison lent.* — Je citai à ma malade, l'exemple de Hahnemann lui-même, qui, après s'être empoisonné tous les matins de cette manière pendant quarante années de sa vie, jouit, à l'âge de quatre-vingts ans, de la tête et de la santé d'un jeune homme.

CHOLÉRA, CHOLÉRINES.

Le traitement du choléra et de la cholérine, qui a fourni de si beaux résultats aux médecins homœopathistes, a été décrit tant de fois, que nous nous croyons dispensé de le retracer ici. Nous rappellerons seulement que les substances qui ont le mieux répondu à l'attente des praticiens sont, suivant le cas, *camphora, veratrum, cuprum, ipecacuanha, chamomilla, arsen.*, *phosph.*, *acid. phosph.*, *sulphur*, *carbo veget.*, *jatropha curcas.*

A l'invasion de la maladie, lorsqu'il n'y a encore ni vomissement, ni diarrhée, *camphora.*

Si l'on trouve les accidens développés, vomissement, diarrhée aqueuse, douleur d'estomac, soif, *ipeca.* ou *acid. phosph.*

Dans les cas rares, où la diarrhée est bilieuse, *chamom.*

Diarrhée aqueuse, brûlante, vomissemens, soif inextinguible, crampes, froid glacial, crispations nerveuses? *veratrum.*

Mêmes accidens, avec état convulsif? *cuprum.*

Voix rauque, crampes générales, extinction du pouls, état de cyanose, aspect cadavéreux? *arsenicum.*

Choléra asphyxique? *carbo veget.*

Chacun de ces remèdes peut se répéter chez le même malade autant de fois qu'il sera nécessaire.

Nous avons publié, en 1832, les résultats de plusieurs médecins du Nord, dans une brochure qui a pour titre *Traitement homœopathique du choléra-morbus*, etc. Plus tard, à

Paris, le docteur Quin a envoyé à l'Académie de médecine (qui n'en a tenu aucun compte), les brillans résultats de son traitement des cholériques, au sein même de la capitale, pendant le règne de cette maladie, et le docteur Mabit, de Bordeaux, a publié ceux non moins beaux qu'il a obtenus, dès qu'il a eu la sagesse, un peu tardive, d'adopter la méthode homœopathique.

Le passage du choléra en Allemagne n'a pas peu contribué à la propagation de la nouvelle thérapie. Ses succès ont ouvert les yeux à la foule routinière, et si des cliniques homœopathiques s'établissent, si pour l'admission au doctorat, on exige dans quelques localités de l'Allemagne, des connaissances en homœopathie, l'humanité doit en partie ce bienfait au témoignage du choléra; c'est une compensation dont nous n'avons pas joui, car l'époque d'un tel progrès est encore loin pour nous, suivant toute apparence.

La Bibliothèque homœopathique dans son cinquième cahier du premier volume, a relaté les résultats pratiques de quatorze médecins de la jeune école, dispersés en différentes localités de l'Autriche, de la Hongrie, de la

Moldavie, etc.; il résulte en définitive de ce tableau comparatif, le chiffre total suivant: 3017 cholériques, 2753 guéris, 264 morts (1).

49e *Observation.*

Un jeune homme de trente-trois ans, arrive de voyage en bonne santé, dîne sobrement et va se promener, il rentre à neuf heures et se couche avec un sentiment général de bien être et d'excitation, ne s'étant jamais cru si loin d'un état maladif.

Le sommeil le fuit, il est agité, se trouve importuné par la chaleur, éprouve de la tension et de la plénitude à l'épigastre, se tourne et se retourne sans trouver du repos: à minuit des borborygmes bruyans non douloureux, et l'excitement de son pouls éveillent son attention, mais sans l'effrayer; peu après survient un besoin brusque d'aller à la garde-robe; il faut y céder précipitamment, c'est un départ

---

(1) L'arrivée du choléra en France fournit au docteur Des Guidi de Lyon l'occasion de publier son intéressante *lettre aux médecins français, etc.* On sait avec quelle urbanité se comporta la société de médecine de ladite ville. L'Académie de Paris, du moins, l'honora d'un remercîment plein de politesse, et l'écrit fut enfoui dans les cartons.

copieux d'une eau blanchâtre et brûlante au passage, le jeune homme se recouche étonné de la chute subite de ses forces et de la soif ardente dont il est saisi; il porte la caraffe à ses lèvres, et boit à longs traits, ce qui provoque un vomissement soudain presque sans nausée préalable; il rencontre ses traits dans une glace, est frappé de leur décomposition, soupçonne alors de quel mal il est atteint, et sonne son domestique.

A sept heures du matin tous les accidens cholériques sont développés au plus haut degré..., froid général, qu'il n'apprécie pas lui-même; pouls presque effacé, crampes permanentes dans les bras, les jambes et les muscles du tronc; soif inextinguible; copieuses et fréquentes déjections aqueuses; voix rauque; facies profondément altéré; il prend de suite *veratrum* 12^{000} cinq minutes après il boit sans rejeter, et n'a plus qu'une selle...; les borborygmes et les crampes persistent encore à dix heures du matin..; *veratrum répété*; tout accident est vaincu de ce moment; le malade transpire toute la journée, et n'a plus de crampes. Il conserve seulement pendant quelques jours de la soif, sans appétit, avec grande faiblesse et raucité de la voix. Pendant un mois il a de l'insomnie et du défaut de mémoire qu'il ne cherche à faire cesser par aucun moyen. Au bout d'un mois il visite un médecin homœopathiste, qui lui donne une dose de *tinct. sulph.* 30°

Le jeune homme la nuit suivante, éprouve pour la première fois depuis sa maladie une érection, une généreuse chaleur à la peau, du calme et du sommeil, sa mémoire en peu de jours reparaît fraîche et lucide.

50e *Observation.*

Un autre jeune homme, prodigue d'excès, nerveux, mélancolique, irritable, a eu le choléra à Paris, en 1831 ; traité par le docteur Quin, il a guéri. En octobre 1833, il ressent l'influence épidémique qui s'est réveillée pendant quelques jours, et un matin se trouve glacé, avec borborygmes, coliques, et abondantes déjections, sans autres symptômes. Une dose de *chamomilla* 12e le réchauffe en moins d'une demi-heure. Le soir à 9 heures, il transpire encore, n'a plus eu de selles ; il reste de la soif, des borborygmes et quelques coliques, qui cèdent à *colocynt.* 9°.

51e *Observation.*

Un négociant, 35 ans, peu après son dîner, est pris d'une espèce d'indigestion ; cependant après qu'il a rejeté ses alimens, les vomissemens ne s'arrêtent pas et continuent avec une surprenante abondance. Quatre heures après, je le trouve inondant encore sa chambre de fluide aqueux, le pouls excité, la peau froide, sans crampes ni coliques. Une dose d'*ipeca* 3oo. est prise de suite. J'en laisse une seconde à donner au bout de cinq minutes, si le malade vomit encore. Je reviens plus tard, le malade est calme, un peu brisé, et en transpiration. La deuxième dose avait été inutile.

52e *Observation.*

Fille d'un traiteur, jeune, grosse et fraîche, vomissant depuis 12 heures consécutives, sans relâche, un fluide écumeux qui inonde le plancher de sa chambre ; prostrée ; l'épigastre tendu ; les yeux enfoncés ; la peau sèche et chaude, avec soif ardente, sans autre accident. Une seule dose d'*ipeca*. 3oo, est suivie, deux minutes après d'une pâleur extrême du visage, avec envie de vomir sans résultat. Tout s'arrête, et la malade se lève le lendemain.

53e *Observation.*

Une domestique, trente-sept ans, forte et bien portante, est atteinte, le 7 octobre 1833, d'une cholérine, sans froid à la peau et sans crampes; elle n'est pas alitée, a eu quelques nausées, de la soif, avec pouls fébrile, et à peu près trente garde-robes depuis minuit. Elle prend *acide phosph.* 9° à onze heures du matin, et de ce moment tout accident est dissipé.

MÉTRORRHAGIE.

Les diverses hémorrhagies réclament en général le traitement des congestions qui les précèdent. Celle de l'utérus cède, suivant le caractère qu'elle affecte, à *chamom.* 12; *bryonia* 15; *hyosciam.* 9; *ferrum* 12; *china* 24; *ipec.* 9; *nux* 18; *crocus* 12; *sabina* 15; *carbo veg.* 30; *sepia* 30; *silicea* 30; etc. (Hartmann, *Thérapie.*)

Pour exemples : état variqueux des organes produit par de fréquentes congestions? *nux.*

Coliques tranchantes vers l'ombilic, pression vers l'anus? *ipeca.*

Sang noir et caillé? *cham.;* clair et rutilant? *ferrum;* rouge clair, avec crampes? *hyosc.;* épais, peu fluide? *platina.*

Sang épais, visqueux, abondant, avec tranchées aiguës au bas-ventre, éréthisme nerveux? *crocus.*

Métrorrhagie atonique? *sabina*, etc., etc.

54e *Observation.*

Une dame de 48 ans, d'un embonpoint considérable, éprouvant quelques variations dans l'époque des menstrues, a conservé à la suite d'une attaque d'apoplexie une déviation de la bouche avec embarras de la parole, accidens qui ont résisté un mois à l'allopathie, et, qui, cédent en 24 heures à une dose de *bellad.* 30°. Quelques semaines après, survient une perte sanguine copieuse, que rien ne peut suspendre pendant douze jours; elle a de rechef recours à l'homœopathie. Pâleur, abattement extrême, flaccidité musculaire, céphalalgie frontale, voix affaiblie, pouls lent et petit, douleur abdominale et lombaire sourde, inappétence, sang rosé, clair, coulant continuellement, avec crampes dans les jambes et froid des membres : *hyosciamus* 9°, modère la perte et fait disparaître les crampes ; *sabina* 9^{00} et *china* 15, sont suivis en six jours du recouvrement de l'état normal et des forces.

VOMISSEMENS DE LA GROSSESSE.

Ces malaises cèdent très-bien à *strychnos* 30°, *ipec.* 9°, ou *natrum muriaticum* 30°.

55e *Observation.*

Une dame de 26 ans, brune, grande, forte, se trouve indisposée, avec un retard de menstruation, fièvre le soir, défaut d'appétit, soif, langue chargée, faiblesse, vomissemens glaireux chaque matin. Le quinquina, pris allopathiquement, exaspère tous les accidens, et les symptômes de gastrite se développent.

23 février 1832, *strychnos* 30°.

24. — Absence de vomissemens, langue meilleure, le soir pas de fièvre, appétit.

25. — Bien : la malade paraît au bal à la grande surprise de ceux qui la savaient dans son lit la veille. La grossesse se confirme, et chaque fois que des nausées se sont présentées, elles ont cédé à *strychnos* 30°, *ipec.* 9°.

56e *Observation.*

SUPPRESSION D'URINES.

Homme de soixante ans, fort, pléthorique, arrivé la veille, après un voyage en poste, ne peut, qu'avec une peine extrême, évacuer un peu d'urine trouble et d'un brun foncé; aux régions lombaires, douleurs profondes, tordantes, déchirantes, qui de là vont correspondre au bas-ventre; le malade ne peut supporter le coucher sur le dos. Un bain et des boissons tempérantes ont aggravé les accidens et rendu les douleurs intolérables. La face du malade exprime l'angoisse; le pouls devient fébrile. Une sonde est introduite dans la vessie, que l'on trouve vide. *Cocculus* 12°, pris le 10 août 1832 à neuf heures du matin, procure une détente générale, du calme et un flux abondant d'urine d'abord très rouge, et ensuite naturelle. Le même soir le malade est guéri.

Le 30 août de l'année suivante, même accident au retour d'une partie de chasse. Un bain ne soulage point. A onze heures du soir *coccul.* 12°. A une heure, cessation des douleurs, émission d'un peu d'urine foncée; sommeil jusqu'à sept heures du matin. Le malade, à son réveil, urine abondamment et se lève guéri.

Ce fait eût exigé allopathiquement : cataplasmes, sangsues, boissons émulsionnées, nitrées, opiacées, etc.; encore est-il douteux qu'on eût obtenu de prompts résultats. Son traitement homœopathique, comme les précédens que nous venons de soumettre à la méditation de nos lecteurs, sert de réplique à ceux des médecins qui pourraient encore dire : « *Nous n'avons rien à désirer de plus pour les maladies aiguës ; nous en venons à bout : mais on peut tenter l'homœopathie pour les cas chroniques.* »

DEUXIÈME SECTION.

MALADIES CHRONIQUES.

Si l'on peut, en général, considérer comme individualité chaque nouveau cas de maladie qui s'offre dans la pratique, la vérité de cette assertion se démontre sur-tout par l'exacte exploration des divers états chroniques. Quelle étonnante variété de désordres à source obscure, à physionomie bizarre, à durée opiniâtre, nous avons coutume d'envelopper sous les vagues expressions d'hypochondrie, de névroses, d'hystérie, de gastrodynies, etc., et auxquels la médecine ordinaire ne sait opposer, quand elle est sage, que la sévérité du régime! Plus de trois mille personnes atteintes de maux chroniques ont réclamé nos soins depuis les trois années que nous nous sommes occupé d'homœopathie, et nous pourrions avancer que parmi ce grand nombre d'histoires, toutes écrites un symptôme après l'autre, il n'en est pas deux, même dans les cas les plus multiples, tels que la gastrite chronique, qui soient absolument identiques.

Aussi toute médication antichronique exige-t-elle préalablement une minutieuse exploration de symptômes. En s'y livrant, le praticien doit s'appliquer à ceux qui sont essentiellement caractéristiques, 1° sous le rapport des lésions de sensibilité (*nuances des sensations, genre de douleurs, viciation des sens*, etc.); 2° eu égard aux influences qu'exercent sur l'état du malade les circonstances de temps, de lieu, de froid ou de chaud, de repos ou de mouvement, etc. (*Quel changement subissent les accidens par la marche, le coucher, le matin, le soir ou la nuit, le grand air ou la chambre chaude, l'inanition ou le repas*, etc.)

On comprend que plus la maladie qu'on veut traiter s'environnera d'un nombreux cortége d'apparitions anormales, plus le choix du médicament deviendra sûr et facile, parce que l'on pourra recueillir un tableau plus fidèle et plus clair des symptômes.

Les agens médicateurs que le fondateur de la réforme appelle *antipsoriques*, soit qu'il faille accorder à ce nom l'acception que lui donne Hahnemann, soit qu'on attache au mot grec *psora* son vrai sens étymologique (*humeur*); ces médicamens, dis-je, à quelque atténuation qu'ils aient été portés, sont doués, sur quelques constitutions, d'une formidable énergie et ne doivent être maniés qu'avec une extrême circonspection. Il faut sur-tout se méfier de la *calcarea carbonica* chez les femmes délicates et précairement menstruées; du *conium maculatum* s'il n'a été précédé d'un autre antipsorique; de la *silicea* chez les sujets qui ne sont pas tourmentés par des rêves effrayans, etc. Il est d'autres singularités que l'observation pratique a mises successivement en évidence, et que nous devons développer ailleurs.

S'il est des sujets chez lesquels les antipsoriques (antichroniques?) exercent une action véhémente, en compensation l'on rencontre des organisations rebelles aux actions atomitiques. C'est alors au médecin de réveiller la sensibilité endormie, soit par la plus fréquente répétition des doses, soit par l'usage intermédiaire de l'*opium*, du *musc* ou (du *merc. métall.*, s'il y a eu abus allopathique d'eaux minérales sulfureuses). Ces préceptes trouveront place dans la thérapie. (*Biblioth. homœop.*)

Un phénomène qui nous a paru constant, lorsque le médicament antipsorique a été bien choisi et qu'il agit convenablement, c'est le rappel successif de la plupart des incommodités que le malade peut avoir essuyées dans le cours de sa vie passée, telles que hémorrhagie, dartres, galle, migraines, douleurs, hémorrhoïdes, etc. Ce sont des espèces de réminiscences qui se succèdent avec ordre, ordinairement les moins anciennes les premières, et après elles les plus éloignées, même celles d'un âge tendre, dont le malade a presque perdu le souvenir et qu'il est étonné de revoir. Ces réapparitions ne durent guère l'une après l'autre que 5 à 6 jours, pour disparaître sans retour. Le malade reprend à mesure vie et santé; sa constitution et souvent son caractère ou ses idées changent : il trouve une nouvelle existence et ne se reconnaît plus lui-même.

Il arrive dans certains cas distincts, tels que l'asthme, la migraine, la névralgie, la carie, etc, que ce reveil successif de symptômes assoupis n'est pas appréciable, et qu'à sa place il se déclare une crise homœopathique brusque, plus ou moins forte, suivie d'un mieux soutenu et progressif. Cette aggravation critique se ſait attendre le plus ordinairement 2 à 3 semaines, et jusques là le médicament, dans une sourde incubation, ne revèle son activité par aucune sensation remarquable. La crise dont nous parlons se manifeste vers le 10ᵉ, 15ᵉ ou 20ᵉ jour en général, quelquefois plus tôt par certains antichroniques, tels que le *phosphore*, d'autres fois plus tard, comme par le *zinc* et le *soufre*. (L'époque doit, ce nous semble, varier un peu en raison des individualités.) Lorsqu'elle manque et que le malade éprouve un soulagement trop prompt, le médecin n'a pas lieu de s'en applaudir; c'est que sans doute la substance choisie n'étant pas parfaitement homœopathique, n'agit que palliativement. Il faudra s'attendre, en ce cas, à voir ce mieux précoce interrompu et une espèce de crise se prononcer plus tard sous l'action d'un autre antipsorique. C'est donc un temps perdu pendant lequel il n'est pas rare de voir le malade perdre patience et abandonner son traitement.

Dans d'autres circonstances (nous l'avons dit plus haut) la guérison s'obtient, et d'une manière durable, sans que le malade en ait éprouvé d'aggravation appréciable : comme aussi l'on rencontre des sujets très sensibles chez lesquels un remède homœopathique mal choisi développe plusieurs troubles nerveux, sans que le mieux en soit la conséquence. L'expérience pratique est donc la seule voie qui puisse conduire un médecin attentivement observateur à une espèce de certitude dans l'usage des puissances homœopathiques. Nous l'avons dit, peu d'allopathes seront disposés à sortir de la ténébreuse ornière d'une thérapeutique uniquement fondée sur des hypothèses ou sur l'empyrisme ; et quelque claire, quelque positive et certaine que soit la marche adoptée par nous, ils couvriront leurs yeux d'un triple bandeau, plutôt que d'en affronter l'épineuse étude. Les erreurs sont des liens qu'on chérit par habitude comme de vieilles maîtresses.

Les résultats prouvent que de toutes les maladies *guérissables*, celles des voies digestives sont les plus accessibles aux moyens directs de l'homœopathie ; non pas que cette dernière possède contre ce genre d'affections des armes plus sûres et plus héroïques, mais parce que, depuis quelques années, l'allopathie ayant la sagesse de n'appliquer au traitement des gastro-entérites que la rigueur du régime, il s'ensuit que les remèdes purs pénétrant un organisme libre de principes médicinaux quelconques, n'y rencontrent aucune entrave à leur puissance.

D'une autre part, les gastrites chroniques tiennent très-souvent à toute autre cause qu'un germe humoral héréditaire ou acquis de longue main ; ce qui fait qu'elles cèdent avec plus de promptitude que d'autres chronicités, telles que la goutte, le scrofule, les dartres, l'épilepsie, etc., qui ne peuvent guérir qu'à la suite d'une lente révolution dans le système organique ; révolution que la nature ne sait opérer qu'à l'aide du mouvement moléculaire de la *chimie vivante* et qui exige par conséquent des soins prolongés. Il n'est pas trop quelquefois d'une ou de deux années de traitement pour produire une complète réforme dans une constitution détériorée. Ce laps de temps effraiera bon nombre de malades, plus soucieux de s'adonner à la légèreté de leurs goûts que d'acquérir le bien-être futur de leur existence au prix d'actuelles privations.

En général, la cure des maladies chroniques, si l'on veut l'obtenir profonde et durable, exige une longue et tenace persévérance. Et même à quel signe certain reconnaître qu'une guérison est vraie, parfaite, définitive? qu'on a gagné autre chose qu'une palliation temporaire ?

Ces motifs nous engagent à ne rapporter qu'un nombre borné d'histoires de maladies chroniques, nous réservant de donner plus tard de la publicité à un travail plus important et plus complet que n'a pu l'être cette faible esquisse.

GASTRITES, GASTRO-ENTÉRITES CHRONIQUES; GASTRALGIES; GASTRODINIES.

57e *Observation.*

Un rentier de quarante-six ans, sec et maigre, sujet aux affections rhumatismales, et qui a subi divers traitemens mercuriels, éprouve, depuis plusieurs années, une douleur d'estomac, avec sensation de barre transversale, de tension, de constriction, de crampe; cette gastralgie se fait ressentir plus vivement après les repas et après la marche; le malade perd graduellement ses forces, et sa maigreur augmente. Les ressources de la médecine ordinaire ont été épuisées.

Un grand nombre de médicamens homœopathiques ont des symptômes de gastrodynie. Les principaux sont : *ipeca.*, *chamom.*, *china*, *bismuthum*, *cocculus*, *carbo veg.*, *calcarea*, *bryonia*, etc. Le calme pendant la nuit, l'absence de trouble bilieux et de vomissement, la cause rhumatismale de cette affection, qu'aggrave le mouvement, sa nature crampoïde, tout à la fois indique ici le choix de *bryonia* 30°, qui, donnée le 7 janvier 1833, répond à notre attente ; *china* 15°, ayant également des symptômes de crampe gastrique après le repas, de pesanteur et de constriction, est donné ensuite. Le malade, déjà mieux à la fin de janvier, reprend son embonpoint, ses forces, et se trouve complétement guéri, le 20 février, *Calcarea carbonica* 30° consolide la cure.

58ᵉ *Observation.*

Ancien militaire, quarante-cinq ans, grand, brun, figure pâle, bien constitué, languissant depuis quelques années, affecté d'un rhumatisme musculaire vague, se plaint de douleur à la gorge, de mauvaises digestions, d'un poids douloureux à l'épigastre, d'une toux sèche plus forte le matin, et, seulement alors, suivie d'une expectoration mucoso-séreuse. L'inspection de l'arrière-bouche fait découvrir une coloration rouge-brun de la membrane muqueuse, qui revêt le pharynx. Cette membrane est rugueuse, boursoufflée, parsemée de granulations blanchâtres; elle est sensible pendant l'acte de la déglutition; la langue est rouge, fendillée, ses papilles soulevées; l'appétit nul ou bizarre; les digestions lentes, accompagnées de renvois, de tensions douloureuses de l'épigastre, de fatigue des membres, de tristesse et de pesanteur de tête avec langueur de la mémoire et des idées; fréquentes douleurs de constriction dans l'estomac, avec chaleur de cette région; ancien suintement muqueux par l'urèthre, tachant à peine le linge du malade.

Thérapie. Les effets pathogénétiques de *strychnos* représentant la plupart des symptômes décrits ci-dessus, tels que : rougeur et âcreté de la gorge; gastralgie avec constriction; digestions pénibles; toux et expectoration le matin; rapports, etc., on débute par son emploi le 20 mars 1833.

25. — Mieux général; le malade est plus gai, son appétit meilleur, ses digestions plus faciles.

La membrane muqueuse du pharynx a perdu une partie de sa rougeur, la langue est mieux, la toux presque nulle.

Jusqu'au 2 avril l'amélioration fait des progrès sous l'influence de ce médicament alterné avec *ignatia amara* 12°, de huit en huit jours. A cette époque, le malade se trouve dans un état complet de santé, et ne se plaint plus que du suintement uréthral, dont il a grande impatience d'être délivré....

6 avril. *Thuya* 30°. Ce médicament, classé parmi les *antipsoriques*, enlève en très peu de jours le suintement habituel dont il est question, mais il développe chez le malade (que n'ont pas impressionné d'une manière sensible les médicamens *apsoriques* mis en usage précédemment) une série de symptômes particuliers au *thuya* et relatifs aux maux passés de l'individu.

Ainsi, successivement pendant quinze jours enflure des jambes, douleur vive dans un cor au pied qui s'enflamme, pression dans les yeux, douleur rhumatismale de l'épaule droite, puis du col, puis des lombes, renvois, crampes d'intestins, retour passager de gastralgie et de toux, difficulté de remuer les bras, rougeur brûlante à la face, espèce de coryza, etc. Nonobstant l'existence de ces phénomènes, la santé du malade se fortifie.

7 mai. Bien complet, embonpoint remarquable. Dans l'intention de rendre la cure solide et de prévenir toute re chute, nous terminons par une dose de *lycopodium* 30°. Ce médicament comme le précédent développe bientôt des effets pathogénétiques fatigans, auquel le malade met un terme en prenant du café et en commettant divers écarts de régime; depuis lors il n'a rien ressenti et sa santé s'est soutenue.

59e *Observation.*

Une dame de 48 ans, brune, forte, colorée, froissée par des peines morales, éprouvait, depuis quelques mois, des embarras gastriques et des irrégularités dans les époques menstruelles, quand cette fonction fut brusquement supprimée par l'émétique et les purgatifs, qu'on prescrivait dans le but de rétablir les fonctions digestives. Celles-ci, à la suite d'une telle médication, ont achevé de se détériorer et, bien qu'on ait depuis lors changé de système, qu'on aitdopté exclusiement les adoucis sans et les santi phlogistiques, la malade ne peut recouvrer sa santé.

Tableau de la maladie au 26 février 1833. Suppression des règles depuis quatre mois; amaigrissement considérable; pâleur; vertiges fréquens; langue rouge et saburrale; nausées; borborygmes; renvois brûlans; vomissement de toute espèce d'alimens; aversion particulière pour le lait; gastralgie, que l'inanition absolue calme et prévient; nul appétit; fonctions alvines rares et difficiles.

Thérapie. De ce jour au 28 mars alternativement, *strychnos* 30° et *ignatia amara* 12°, qui chaque fois provoquent des accès de vertiges (ainsi que d'autres symptômes plus légers et plus fugaces), toujours suivis d'une amélioration notable. La malade prend successivement, sans en être incommodée, du bouillon de bœuf, du poulet bouilli, des côtelettes de mouton; puis, enfin, les alimens les plus substantiels, sans ressentir aucune douleur d'estomac; ses forces, son embonpoint et sa coloration reviennent par gradation.

1er avril, apparition des menstrues.

11e — Eruption urticaire accompagnée d'un prurit très vif, de constipation, de maux de tête... Ces symptômes cèdent en trois jours à *veratrum album* 30, et la malade se considérant comme guérie suspend tout régime.

24. — Vapeurs hystériques, mouvemens sanguins vers la tête; par instans vive coloration de la face; éblouissemens et vertiges. Ces accidens cédent en 5 jours à deux doses *aconitum* 30 et une *viola odorata* 12.

2 juin. La menstruation a été précaire. Douleur de pression constante de la partie postérieure de la tête, retour de vertiges et baillemens continuels. Ces derniers cèdent dès le second jour à une dose *acid. phosph.* 9, mais les vertiges et la céphalalgie persistent; ils augmentent après les repas; *nux vom.* suivie d'un mieux prononcé. Le régime est de nouveau mis de côté.

25. — Douleurs lombaires, gonflement abdominal, sans autre trouble dans la santé qui paraît brillante, *camomilla* 12 calme ces symptômes; la menstruation reparaît... Santé parfaite, jusqu'au 15 octobre; retour de baillemens spasmodiques et d'une douleur interscapulaire assez forte. Ces malaises cédent tout d'un coup à une seule dose d'*acide phosph.* 9.

60e *Observation.*

Une dame d'Avignon, trente-sept ans, brune, faible, ayant eu des chagrins, me consulte, le 29 mars 1832, pour une maladie qualifiée de gastro-entérite chronique par ses précédens médecins.

— *Tableau des symptômes actuels* :

Maigreur prononcée; face vieillie, ridée, jaunâtre; langue fendue, papilles soulevées; odeur fétide; alternatives de diarrhée et de constipation; frissons et chaleur tour-à-tour; mouvement fébrile chaque nuit; toux sympathique, plus forte au réveil; pommettes colorées, règles très peu abondantes; découragement; tristesse; langueur générale.

Elle prend, le 29 au soir en se couchant, trois heures après son souper, *strychnos* 30°.

30. — Chaleurs thoraciques suivies de l'apparition anticipée des règles, soulagement général.

12 avril. Tous les symptômes se sont améliorés: ce qui fatigue le plus la malade, c'est un froid excessif des pieds, que rien ne peut réchauffer. Ce symptôme se trouve parmi ceux

de l'*ignatia*, substance applicable à l'état général de la malade, *ignat.* 12°.

14. — Mieux prononcé, selles régularisées. Le symptôme prédominant, parmi les restans, est un tiraillement douloureux dans la poitrine et les seins, sur-tout en levant les bras.

20. — *Cocculus* 12° n'est suivi d'aucun changement remarquable.

25. — *Bryonia* 24° enlève ces symptômes, et procure une légère diarrhée. La malade reprend de jour en jour des forces; elle retourne à Avignon, le 10 mai, dans un état de santé assez satisfaisant.

61e *Observation.*

Un coiffeur, quarante-trois ans, maigre, face vieillie, tirée, était affecté, depuis trois ans, d'une gastro-entérite pour laquelle il avait épuisé les ressources de la médecine ordinaire.

Nux vomica 30°.

Guérison obtenue par une seule dose.

(Le malade avait supendu l'exercice de sa profession pour fuir l'influence des parfums.)

62e *Observation.*

Une dame de trente-sept ans, gross e et plé

thorique, sujette depuis long-temps aux migraines, et ne pou ant digérer, sans souffrir, aucun aliment solide, est traitée en vain depuis une année, par le régime le plus sévère, le repos, les bains, etc. Elle éprouve, deux ou trois heures après chaque repas, quelque petit qu'il soit, un serrement douloureux dans la région stomacale et des paroxysmes de soda, avec sensation brûlante qui part de l'estomac et monte jusqu'au gosier, en y excitant une agglomération d'eau aigre; à ces malaises se joignent des palpitations, des coliques, une pression cuisante sur la tempe droite, teint jaune, langue rouge, faiblesse, soif, tristesse, etc. La malade commence un traitement homœopathique le 1er mai 1832. *Bellad.* 30° et *nux* 30° font disparaître la migraine habituelle et rétablissent les digestions en très peu de temps. Cette dame, qui se croit parfaitement guérie, cesse tout traitement, et les accidens reparaissent au bout de quatre mois. Ils cèdent de nouveau à *nux et ignatia* alternés. Mais l'expérience ayant démontré la nécessité d'un traitement *antichronique*, on la soumet pendant six mois à *tinct. sulphuris*, *calcarea*, *carbo*. Elle se porte, depuis lors, à merveille.

63e *Observation.*

Demoiselle de dix-neuf ans, chétive, blonde, malade depuis une année ; digestions lentes, difficiles, accompagnées d'une douleur de pression dans l'épigastre et dans le dos ; urines rares, émises avec un sentiment de douleur brûlante, qui correspond du bas-ventre à la région des reins ; abdomen tendu, chaud, constipation opiniâtre, soif; parfois vomissement des alimens ; aucun trouble remarquable dans les appareils vasculaire et respiratoire.

4 février, *camphora* 1°.

5. — Urine plus abondante, selle ; du facile reste pas de changement. — *Veratrum* 12°.

6. — Absence de soif, de vomissemens, de chaleur abdominale, moins de gastralgie.....

12. — Mieux ; cependant digestions irrégulières ; gastralgie brûlante ; soda ; rapports ; borborygmes.

Nux vomica 30°.

Quelques jours après, la malade se trouve en parfaite santé.

64e *Observation.*

Un homme de trente-cinq ans, grand et

blond, a essuyé, dix-huit mois auparavant, un rhumatisme aigu, qu'on a traité par les saignées, le tartre stibié, les fumigations, etc. Sa convalescence a duré trois mois, et même il ne s'est pas encore bien rétabli. Ses digestions, depuis cette époque, sont irrégulières, chaque soir il vomit ses alimens, non pas du jour même, mais de la veille. Tous les deux ou trois jours migraine, avec compression autour de la tête, comme par une corde fortement serrée; langue saburrale; peau sèche et aride; constipation alternant avec diarrhée; quelquefois urines sabloneuses; facilité à se refroidir; coryza chronique, etc. *Lycopodium* 30°, pris le 12 avril, occasione un surcroit de vomissemens et de dépôt rougeâtre dans l'urine. Les migraines sont plus fortes et changent de caractère; le coryza n'existe plus.

7 mai, tous ces malaises ont disparu : le malade digère bien, son appétit est immodéré, mais des douleurs se sont réveillées en diverses parties. *Carbo vegetabilis* 30°, *sepia* 30° et *acid. nitric.* 30°, ont complété le rétablissement de la santé

65e *Observation.*

Une dame de 42 ans, maigre, pâle et affectée d'une gastrite chronique avec langue fendillée, rouge, vomissemens d'eau claire chaque nuit de 4 à 5 heures, digestions pénibles, lentes, agitation, insomnie, mélancolie, douleurs tiraillantes dans la poitrine et dans les hypochondres, selles rares, menstrues trop copieuses et venant toutes les trois semaines. Cette dame doit le retour d'une santé parfaite à *lycopodium* 30, *baryta* 30, et *zincum* 30, après six mois de traitement et après avoir éprouvé une série de changemens insolites dans sa manière d'être.

66e *Observation.*

Une jeune femme de 25 ans, irrégulièrement menstruée, affectée depuis 4 années de maux d'estomac avec vomissemens, indigestions fréquentes, coliques, maux de tête, constipation, etc., réclame les secours homœopathiques le 13 avril 1832; teint jaune, face vieillie, amaigrissement, vomissemens après chaque repas, rapports aigres, crampes avec douleur poignante, coliques continuelles sans diarrhée... Les vomissemens sont dissipés en 4 jours par plusieurs doses d'*Ipeca* 6° repétées. Une dose de *stannum* 6° et une de *veratrum* 30° font disparaître le reste des symptômes, et la malade jouit aujourd'hui d'une bonne santé.

67ᵉ *Observation*.

Un jeune homme, 27 ans, brun, bilioso-sanguin, fortement constitué, éprouve, depuis deux ans, de fréquentes coliques, avec un sentiment de froid et de pesanteur dans l'abdomen; les digestions se font avec une extrême lenteur; la peau est fraîche; la langue rouge; la constipation opiniâtre.

Ce malade prend, le 16 février 1832, une dose de *chamomilla* 12° (choisie d'après le symptôme caractéristique de la sensation du froid qui accompagne les coliques); deux heures après, douleurs intestinales avec sentiment de brisure générale des membres; soif; froid dans le ventre; bientôt cet état s'apaise. Les jours suivans il est mieux qu'à l'ordinaire.

Le 10 mars, il digère parfaitement et ne ressent aucun malaise.

68e *Observation.*

GASTRO-DUODÉNO-HÉPATITE CHRONIQUE.

Une femme de 49 ans, jaune, maigre, malade depuis plusieurs années, présente le tableau suivant : fièvre, pouls petit, inégal, face vieillie, tirée, émaciée, conjonctive jaunâtre; langue saburrale; peau sèche; vomissemens continuels, soit d'alimens, soit de bile et de mucus; région hépathique rénitente, douloureuse. Cet état résiste depuis quelques mois aux saignées locales, aux bains, aux cataplasmes, à un cautère épigastrique, etc.

4 mars 1832, *nux vomica* 10°; trois heures après, elle supporte un bouillon gras, et de ce moment ne vomit plus.

7 — *Ignatia* 4°.

9 — La malade est levée et la digestion se fait avec assez de facilité. On palpe la région hépatique sans y développer une grande douleur; depuis le dernier remède, il semble à la malade que la peau de son ventre se détache, (c'est l'expression dont elle se sert) ; mieux soutenu jusqu'au 19 , alors tension abdomi-

nale, malaise, anoréxie, attribuée à l'approche des menstrues.

Pulsat. 8^{ooo}.

27. — Elles aparaissent et la malade se trouvant bien cesse tout traitement.

69e *Observation.*

DUODÉNITE CHRONIQUE.

Un teneur de livres, 35 ans, grand, maigre, cependant fortement constitué, est affecté depuis longues années d'une maladie que la plupart des médecins consultés ont appelée : duodénite chronique avec exaltation névropathique.

Tableau de la maladie. Douleur permanente et quelquefois lancinante dans la région duodénale avec débilité générale, chaleur à la paume des mains; langue constamment saburrale; inappétence; serrement douloureux autour des tempes; tête lourde ainsi que les paupières supérieures, sur-tout le matin... Deux doses de *bryonia* 24^{oo}, non suivies d'aggravation, suffisent pour rétablir en peu de jours l'état normal. On termine le traitement par *tinct. sulph.* 30°.

70ᵉ *Observation.*

SORTE DE COLITE CHRONIQUE.

Un agent-de-change, quarante-deux ans, brun, grand, sec, irritable, n'a jamais eu ni rhumatisme, ni syphilis; est malade depuis quinze à seize ans, époque d'un chagrin violent qu'il essuya.

Tableau de la maladie : bon état des appareils digestif et respiratoire; tous les jours de cinq à six heures du matin, le malade ressent dans la région hypogastrique, une douleur gravative, suivie d'un besoin urgent d'aller à la selle; il s'y présente d'abord en vain, perçoit la sensation d'un corps dur dans le ventre. Ce n'est que deux heures après cette première tendance quotidienne, qu'il peut rendre des matières glaireuses, enveloppées d'une pâte blanche et quelquefois de sang. Immédiatement après cette déjection, le malade éprouve une violente cuisson à l'anus, accompagnée fréquemment d'élancemens dans le rectum, de ténesme et de besoins factices d'aller à la garde-robe; sommeil rare, urine naturelle.

Le choix du remède spécial n'était pas facile; plusieurs des symptômes de la maladie étaient dessinés dans ceux du *veratrum*, de l'*oleander*, du *colchicum*, du *china*, du *tartrat. stib.*, de la *bryone*, de la *puls.*; mais la *staphysagria* en réunissait le plus grand nombre.

Il prend le 15 février 1832, une dose de cette substance 01°°.

16 et 17. — Exacerbation des symptômes habituels, suivie d'un mieux général.

20.—La sensation de corps dur et le ténesme, ont disparu, ainsi que le besoin périodique.

28. — Tout est mieux au bas-ventre, mais la maladie semble avoir changé de siége: c'est l'estomac qui est actuellement affecté; la digestion est lente, pénible, la constipation opiniâtre; on prescrit : *strychnos* 30°.

12 mars. Le malade se trouve dans un état complet de santé qui s'est maintenu depuis.

71ᵉ *Observation.*

COLIQUES HÉPATIQUES.

Dame de trente-six ans, brune, douce, ayant essuyé de violens chagrins, est traitée allopathiquement pour une gastro-entérite chronique, qui a laissé des traces d'engorgement douloureux au foie; de temps en temps la région hépatique se tuméfie, devient excessivement sensible au toucher; elle est alors le siège d'élancemens vifs et profonds; l'épaule et l'omoplate droite sont douloureux, et le teint jaunit. Ces paroxysmes durent plusieurs jours, ne cédent pas toujours aux bains et aux sangsues, et cessent ordinairement d'une manière brusque. La malade est en outre affectée d'une métrorrhagie plus ou moins forte, mais continuelle, qui épuise ses forces; pas d'appétit, amaigrissement, déjections naturelles...; traitement homœopathique commencé le 30 janvier 1832. La métrorrhagie a cédé à *pulsatilla* 18°°, et chaque fois qu'un accès de congestion douloureuse a lieu sur le foie, il cède comme par enchantement à *aconitum* et à *strychnos*, mais ils n'ont cessé entièrement, que depuis qu'on a donné *sassaparilla* 30°, dans le soupçon de l'existence de quelques calculs biliaires..., quatre doses ont été prises dans l'espace de deux mois. La malade n'a plus souffert : elle est grasse, fraîche, jouit d'un bon appétit, et ses forces depuis long-temps brisées, sont revenues.

72ᵉ *Observation.*

MÉTRITES CHRONIQUES.

Une femme de 30 ans, grande, forte, bien constituée, à la suite de ses couches est atteinte d'une métrite aiguë qu'on maîtrise avec peine à l'aide de plusieurs applications de sangsues, de saignées, de cataplasmes, etc., et qui menace de passer à l'état chronique. Au bout de deux mois, la malade n'a pu encore abandonner son lit; prostration; émaciation considérable; pouls-faible, fréquent; face grippée; abdomen tuméfié, douloureux, sur-tout à la pression; sentiment de pesanteur vers le rectum; douleurs qui s'étendent le long des cuisses; globe utérin développé, dur; constipation; dysurie; lochies supprimées depuis le commencement de la maladie; langue saburrale; soif; inquiétude; d'après cette coïncidence de symptômes gastriques, on croit devoir débuter par *strychnos* 30°, administrés le 10 février 1832. Deux heures après, la malade éprouve quelques borborygmes, et sent reparaître les lochies; le même soir, selle naturelle et digestion d'un potage au gras.

1er février. Face épanouie ; langue humectée, presque nettoyée ; abdomen moins tendu, supportant le palper ; abondance d'écoulement vaginal ; pouls normal ; appétit excessif ; on permet des alimens.

Huit jours après, la guérison est complète.

Ce fait et bien d'autres de cette nature, paraîtront incroyables aux médecins allopathes, accoutumés à voir ces maladies résister pendant six mois, un an, deux ans et plus, au repos sur un lit, aidé de diète blanche, de saignées répétées, de cautères pratiqués sur les lombes, et, malgré ces tortures, passer si souvent encore à une dégénérescence incurable. Les plus sages essaieront ; le plus grand nombre dira le fait est faux.

73e *Observation.*

Une femme de trente-sept ans, maigre, pâle, teint jaunâtre, malade depuis trois ans, époque d'une couche laborieuse ; utérus engorgé, sensible au toucher, abaissé et légèrement dévié à droite ; leucorrhée abondante ; gastralgie ; difficulté pour digérer, déjections douloureuses ; fréquentes envies d'uriner ; menstrues diminuées, et précédées pendant quelques jours de douleurs lombaires et crurales.

4 janvier *Sulphur*. 6°. L'utérus, après quelques jours, paraît plus bas. Les symptômes s'aggravent tous ; il s'y joint de la céphalalgie avec élancemens, des douleurs de traction sous les jarrets et dans les cuisses ; démangeaisons sur les bras et la poitrine, ardeur et prurit à la vulve, dégoût des alimens légers et des viandes blanches. Ces phénomènes s'apaisent graduellement. L'époque des règles arrive sans douleur ; elles sont plus copieuses.

5 février. Digestions meilleures ; l'engorgement utérin commence à dimiuuer ; la malade prend encore *platina* 6°, *acid. phosph.* 9°.

20 mai. Sa santé est parfaite, elle n'a plus de leucorrhée ni malaise. Au toucher l'utérus est dans son état naturel.

74 *Observation.*

Une Espagnole, 26 ans, forte, sanguine mais amaigrie par la souffrance, est traitée, depuis 5 ans et sans succès, par les premiers médecins de Paris pour une affection chronique de la mtrice, suite d'une couche laborieuse.

Douleurs lombaires, pesanteur abdominale, qui forcent la malade à garder la position horizontale; dysurie; coliques augmentant à l'époque des règles, qui coulent en caillots de sang noir et avec des contractions très douloureuses dans le bas-ventre; après chaque époque, urines épaisses et sensation de brûlure dans les reins.

1 février: *Conium mac.* 30°, après divers phénomènes, provoque, vers le 15, ceux de la métrite aiguë, avec fièvre ardente, vifs élancemens, sensibilité extrême du bas-ventre, suppression de l'urine pendant 8 jours, spasmes, etc. Cette crise passée tout rentre dans l'ordre et la malade se trouve beaucoup mieux qu'avant de commencer le traitement. Son teint se colore; ses forces renaissent; elle peut se lever, marcher et sortir.

18. — Nouvelle dose de *conium* 30°, qui ne provoque pas d'aggravation. Le mieux se soutient, la malade engraisse et sa guérison se confirme.

75e *Observation.*

MÉTRALGIE PÉRIODIQUE.

Une femme de 29 ans, forte, pléthorique, ayant eu plusieurs couches laborieuses. A chaque période menstruelle violentes coliques qui durent quelquefois plusieurs jours et que depuis 3 ans j'avais allopathiquement traitées par les saignées, les bains, stupéfians, etc......

Le 15 février 1832 l'approche des règles ayant ramené les accidens ordinaires, je donne *pulsat* 30°; mieux deux heures après.

16, 17. — Calme soutenu; la malade émerveillée vaque à ses affaires domestiques.

18, 19. — Apparition un peu anticipée des règles... Le mois suivant absence de coliques et commencement de grossesse.

76e *Observation.*

CYSTITE CHRONIQUE.

Comte de***, ancien militaire, grand, blond, caractère patient et doux, devenu très irritable par 10 années de souffrances, n'a souvenir d'aucune atteinte de maladies cutanées, mais a subi plusieurs traitemens mercuriels; tourmenté de plus en plus par l'état suivant :

Vertiges fréquens, embarras de tête, perte de la mémoire, bourdonnemens d'oreilles;

désir extrême du repos, mélancolie; extrême susceptibilité nerveuse; toute variation de température aggrave les symptômes. Faiblesse des jambes; incontinence d'urine nocturne qui oblige le malade de se lever 30 fois chaque nuit; constipation opiniâtre; vomissemens glaireux; insomnie; crampes douloureuses dans les jambes.

Ce malade qui a depuis long-temps épuisé toutes les ressources de la médecine allopathique, commence son traitement homœopathique le 11 avril 1832. Sous l'influence de *cannabis* 1°° et *anemone* 12°° alternés, l'état du malade s'améliore grandement.

12 mai. *Conium macul.* 30°. rappelle tous les accidens, qu'on pallie de nouveau par *cannab.* et *anem.*

2 juillet. *Causticum* 30°, qui vers le 15° jour produit de violens spasmes vésicaux avec rétention momentanée d'urine, vomissemens, douleurs lombaires, crampes, etc.; de ce moment mieux soutenu.

31 août. *Tinct. sulph.* 30° donne, au bout de quelques jours, de l'oppression, des vomissemens, de vagues douleurs rhumatismales;

le malade est maître de ses urines; il dort, il prend des forces, devient moins irritable.

Carbo veg., *calcarea*, *lycopod.*, en 6 mois de temps, achèvent une guérison qui aujourd'hui ne laisse rien à désirer.

77e *Observation.*

ORCHIONCIE.

Un négociant allemand, 30 ans, blond, lymphatique, fut atteint, en 1830, d'une uréthrite intense, dont la suppression détermina une orchite aiguë du côté gauche. Vivement attaquée par les moyens appropriés, tels que saignées générales et locales, glace, cataplasmes; elle ne se termina point par une résolution franche et laissa un engorgement chronique de l'épididyme, du cordon et d'une portion du test.... *Frictions*, *fondans*, *bains iodurés, roob sudorifique,* etc., tout fut mis en usage. A l'aide de cette médication, longuement continuée, nous parvinmes à réduire le mal : mais le malade conserva l'épididyme de la grosseur d'une noix, et durci à l'égal d'une pierre.

Tel est encore, deux ans plus tard, l'état de

cette partie, au mois de mars 1832, quand le malade, qui vainement avait compté sur le secours du temps, et que sa position inquiète, réclame l'essai de la méthode homœopathique.

8 mars 1832. *Pulsatilla* 12°. Trois heures après, chaleur insolite dans l'organe induré, et dès le lendemain changement dans la forme et l'étendue de la tumeur.

16. — *Iodium* 30° fait faire de rapides progrès à la résolution.

27. — Nulle trace d'engorgement. Le malade me fait alors remarquer une tache rouge et indolente sur le gland : j'ouvre le répertoire de Rückert, et trouve ce symptôme parmi ceux du *natrum muriaticum ;* il prend deux globules 30, et trois jours après, la tache a disparu.

Ce même jeune homme, qui s'était toujours bien porté depuis, contracte, le 11 juillet 1832, une uréthrite aiguë. Certain pharmacien lui administre le copahu ; il en résulte, par métastase, une orchite avec engorgement du cordon ; le pouls dur, fréquent a 115 pulsations ; douleur si violente que le malade ne peut tolérer des fomentations émollientes.

Aconitum 30°. Une heure après, le pouls

s'élève à 125 pulsations, se ralentit bientôt, et devient apyrétique au bout de 6 heures. La douleur est la même.

Pulsatilla 12°. Deux heures après, légère augmentation de douleur avec élancemens, puis sédation complète et sommeil paisible.

16. — On palpe l'organe malade sans y développer la moindre douleur. *Bouillon, eau sucrée.*

17. — La tumeur est diminuée des trois quarts, toujours insensible. Le malade se lève.

18. — Etat stationnaire. *Aurum* 12° : deux jours après, le malade sort, M. P., pharmacien, témoin du fait, n'en peut croire ses yeux.

78e *Observation.*

ÉPIDIDYMITIS.

Un jeune homme, 30 ans, grand, blond, caractère doux, a depuis long-temps un engorgement chronique de l'épididyme, d'où quelquefois coliques et crampes du cordon testiculaire.

20 mars. *Puls.* 24°°. Mieux dès le lendemain et progressivement.

28. — Tout est disparu; il prend par prudence *iodium* 30°.

Le malade est délivré d'un reliquat qui de temps à autre revêtait l'état aigu, le forçait à s'aliter, nécessitait une médication antiphlogistique active, et ne se terminait jamais par une franche guérison.

RHUMATISMES CHRONIQUES.

79e *Observation.*

Un homme, 35 ans, blond, coloré, peu d'embonpoint, d'une grande nervosité. Rhumatisme depuis 12 années, vague pendant un temps, et qui depuis quatre ans siége à la cuisse droite, sous forme d'une sciatique nerveuse : c'est dans le repos que le malade souffre le plus ; il est amaigri ; éprouve de fréquentes coliques, et une propension continuelle au sommeil ; du reste, intégrité des fonctions digestives et respiratoires.

8 juin 1832. *Chamomilla* 12° répétée tous les matins pendant quatre jours; le cinquième, plus de sommeil diurne, ni de coliques, ni de névralgie sciatique ; le rhumatisme s'est déplacé, ce qui n'était pas arrivé depuis très

long-temps, et siége actuellement sur les genoux, avec une sensation de froid, caractère indiquant *dulcamara* 24°, qu'il prend le

15. — Après ce remède exaspération des douleurs des genoux, avec la sensation qu'on éprouverait en passant d'un froid très vif à la chaleur du feu. Les urines ce jour-là sont très abondantes.

Deuxième jour de l'action du remède, douleurs vagues dans les jambes.

Troisième jour. Douleurs contusives des reins et des genoux; selles jaunâtres qui ne sont point ordinaires au malade. Le soir de ce jour-là, le malade ressent son rhumatisme dans plusieurs parties du corps, comme cela avait eu lieu quelques années auparavant.

4 juin. Coliques et évacuations jaunâtres, copieuses, d'une odeur très fétide, urine jaune terne, perte subite d'appétit; douleur aux omoplates.

5. — Peu de forces; mais les douleurs semblent assoupies; l'appétit se réveille.

6. — Palpitations violentes et douloureuses du cœur, rêves fatigans la nuit suivante.

7. — Retour du rhumatisme à l'épine dorsale et à la jambe gauche.

8. — Mieux général. Le malade quitte son gilet de flanelle.

25. — *Rhus toxicodendron* 24°. Retour des transpirations abolies depuis plusieurs années; il se croit guéri.

Du 29 au 30. — Retour vague de tous les malaises énumérés, selle sanguinolente (action du *rhus*).

1, 2, 3, 4 juillet. Faibles palpitations; légères coliques qui se dissipent en mangeant; douleurs vagues qui passent en marchant (effet caractéristique du *rhus*.)

5. — Série de sensations nouvelles, inconnues au malade (effets pathogénétiques du *rhus*).

Du 6 au 8. — Retour de douleurs passées; mais, dit le malade, je suis satisfait parce qu'elles portent le cachet d'une chose artificielle; je sens que je les ai, et qu'en même temps je ne les ai pas.

9. — Dépôt briqueté dans les urines.

11. — *Bryonia alba* 24°. Légère colique; évacuations jaunes; ressentiment sur la poitrine et aux jambes d'une chaleur vive et douloureuse, semblable à ce qu'il avait ressenti après l'usage des eaux dans l'origine de l'affec-

tion rhumatismale. Cette chaleur se porte sur la région du cœur, et tout se dissipe après le coucher (caractère de *bryonia*).

12. — Douleur brûlante aux malléoles...... Le malade remarque que depuis le déplacement de sa sciatique, ses urines ont perdu leur limpidité et que ses déjections sont constamment jaunes, ce qui ne lui arrivait autrefois qu'à des époques rares d'exacerbation de sa maladie.

16. — Nouvelle dose de *rhus*... Tous les symptômes précédemment éprouvés par l'effet de cette substance, se réveillent à la fois avec plus de force et de persistance qu'après la première dose.

18. — Le malade éprouve, à huit reprises différentes, une série de pulsations extraordinaires du cœur, sans douleur et sans angoisse, après quoi il ressent, aux cuisses et aux genoux, les douleurs qu'il reconnaît pour appartenir au rhumatisme.

20. — Migraine non ordinaire au malade. Les jours suivans faibles ressentimens toujours attribués à l'action du remède.

25. — Pour la deuxième fois *dulcamara*. Le malade vaque à ses affaires avec une agilité

surprenante : rien n'égale sa joie de connaître à la fin la santé. Il prend de l'embonpoint, sa nervosité diminue, ses forces augmentent. Convaincu de la nécessité d'un long traitement et résolu de le poursuivre, il prend le

30. — *Carbo vegetabilis*.

1er septembre. *Lycopod.*

25 novembre. *Thuya.*

3 avril. *Graphites.*

31 mai. *Silicea.* Cette personne jouit aujourd'hui de la plus florissante santé.

Aucun malade ne m'a présenté une susceptibilité nerveuse aussi apte que la sienne à recevoir l'impression des moindres actions homœopathiques. Je possède un énorme journal des symptômes éprouvés dont il tenait note exacte, et qu'on pourrait croire copié sur la matière médicale pure. Deux circonstances excitèrent au plus haut degré sa surprise :

1° La verve poétique qui lui survint pendant l'usage de *carbo veg.*

2° Les rêves effrayans qui accompagnèrent celui de *silicea*.

80e *Observation.*

Un négociant, 45 ans, brun, fort, ayant été

militaire, et ayant fait plusieurs campagnes, a eu jadis un flux hémorrhoïdaire, et a subi divers traitemens allopathiques.

Le malade ne dort point ; il ne peut articuler librement ses paroles; l'aphonie est quelquefois complète ; constante douleur de pression sur le sternum et entre les omoplates, exaspérée par le mouvement des bras et la pronation du corps; sensation gastralgique qui fait croire au malade que son estomac va tomber ; difficulté pour respirer ; fréquence du pouls ; langue nette ; digestion rapide ; appétit bon.

1er février 1832. *Bryonia alb.* 30[oo]. sous l'influence de ce remède, la constipation cède ; l'aphonie, l'oppression, la douleur dorso-sternale augmentent pendant deux jours, après quoi vient un amendement sensible.

13. — Espèce de torticolis, et augmentation des malaises, attribués à du vin de champagne que le malade a bu. *Rhus-radicans*, 30[oo]. — L'action de cette substance s'accompagne de quelques phénomênes de peu d'importance et le

21. — Le malade se regarde comme complètement guéri, Depuis lors, il n'a ressenti aucun malaise.

81e *Observation.*

Un cocher, grand, fortement constitué, est alité depuis un mois par suite d'une arthrite du genou et du pied gauche, avec gonflement, chaleur, souffrance plus vive la nuit, pas de soif, apyrexie. Ces symptômes sont dessinés parmi ceux de *pulsat.* qu'il prend à la dose de 18oo, le 5 février 1833.

6.—Diarrhée nocturne (effet de *puls.*), élancemens vifs, et diminution considérable de l'engorgement.

7. —Le pied est entièrement libre, tout s'est porté au genou, *ledum pal.* 12oo.

8. —Le malade peut se lever et sortir.

9. —Après être allé à pied du centre de Paris dans un des faubourgs, retour de douleur, avec raideur articulaire, sur-tout au genou, *lycopodium* 30o. Mieux progressif.

20. —Le malade est guéri.

82e *Observation.*

HÉMIPLÉGIE.

Une jardinière, 40 ans, grande, brune, affectée depuis plusieurs années de spasmes, tantôt hystériques, tantôt épileptiformes, après un de ces accès, demeure affectée d'hémiplégie. Les ressources de toutes les méthodes épuisées, on a recours, en dernier ressort, à la médecine homœopathique.

Tableau de la maladie. —Prostration des forces ; face injectée, avec torsion des traits ; strabisme ; conjonctive rouge ; paralysie de la paupière supérieure droite, de la moitié droite du visage, de la langue qui ne peut être exhibée, du bras et de la jambe droite dont les mouvemens et la sensibilité sont abolis ; en outre, douleur de tête permanente à gauche ; fièvre ; vomissemens verdâtres ; constipation.

4 mars 1832. —Elle prend *ipéc.* 6°° : vomissemens modérés. —3 heures après, nouvelle dose *ipéc.* 6° : vomissemens arrêtés.

au matin. —*Merc. sol.* 12°°° : une heure après, agitation convulsive, salivation qui dure 3 heures, dilatation momentanée des pupilles, douleur spontanée dans les muscles paralysés.

6 au matin. —Mouvemens pénibles des membres paralysés ; la parole n'est point encore rétablie ; la constipation est opiniâtre, *camphora* 1° : selle naturelle dans la journée.

7. — De nouveau *merc. sol.* 12°°°.

11. —La malade est levée, se promène dans son jardin ; elle traîne encore un peu la jambe, meut assez péniblement le bras droit qui n'a pas recouvré sa chaleur naturelle ; les yeux et la face ont repris leur état normal ou à peu près ; l'embarras de la parole n'a pas changé.

Une troisième fois *merc. sol.* 12°°. Cette 3e dose n'agit pas du tout.

14. —*Opium* 1°°. Ce médicament semble donner un peu de liberté à l'organe de la parole, mais réveille des spasmes terribles, accompagnés d'une espèce de danse de St.-Guy.

15. —*Bellad.* 30°.

16. Tout est calmé.

Huit jours après, la malade est guérie. Depuis lors, l'ayant complétement perdue de vue, je ne puis attester que cette femme n'a pas éprouvé de rechute. Il est probable, au contraire, que cette cure n'a été que palliative : un traitement antipsorique était indispensable pour la rendre définitive.

83e *Observation.*

HÉMOPTYSIE ET ANGINE-CHRONIQUE.

Une dame de 35 ans, grande, forte, brune,

très colorée, affectée, depuis plusieurs années, de crachemens de sang auxquels on avait l'habitude d'opposer des potions astringentes, des saignées, des sinapismes, etc. Pareil accident survenu le 26 mars 1833 m'amène auprès d'elle.

Tableau des symptômes. Face colorée, yeux brillans, poids douloureux sur le sternum et entre les deux épaules; chaleur et bouillonnemens dans la poitrine; râle crépitant à l'auscultation médiate; toux vive revenant par accès à heure indéterminée, et suivie d'expectoration d'un sang pur, vermeil, rutilant; douleur d'érosion à l'arrière-bouche; membrane muqueuse du pharynx rouge, tuméfiée; espèce d'otalgie du côté gauche; voix altérée, parole pénible; respiration inégale, fréquente; pouls dur, accéléré; intégrité des autres fonctions.

Aconitum 24°° répété ce jour-là deux fois en 12 heures, rend le pouls normal et supprime complétement l'hémoptysie.

Le lendemain 27, peu de toux, douleur de la gorge qui prédomine. *Paris quadrifoliata* 9° répond à l'aphonie comme aux symptômes thoraciques. Sous l'influence de ce médicament, tout s'améliore rapidement. La malade se croit complétement guérie au bout de quelques jours.

22 avril. —Léger retour de douleur à la gorge avec lésion de la voix. Ces accidens cèdent promptement à *carbo veget.* 30°, et la guérison depuis s'est confirmée.

84e *Observation.*

ANGINE CHRONIQUE.

Un jeune homme, 15 ans, fort, bien constitué, à la suite d'une gastro-entérite aiguë qui le tint alité pendant deux semaines, avait conservé une extrême sensibilité du pharynx avec rougeur et difficulté à deglutir. Cet état chronique dure depuis 6 mois lorsqu'il s'y joint un engorgement des tonsilles, avec douleur cuisante et brûlante, plus forte quand il s'agit d'avaler ; le voile du palais présente une vive rougeur ; les amygdales se rapprochent au point de se toucher ; la bouche est garnie d'une salive visqueuse ; le malade éprouve un léger mouvement fébrile ; la langue est très peu saburrale.

31 janvier. —*Bellad.* 30°°.

2 février. —Changement complet ; amyg-

dales presque à l'état normal ; teinte rose du pharynx ; le malade avale librement et recouvre promptement la santé.

85e *Observation.*

LARYNGITE CHRONIQUE.

Un professeur de langue allemande, âgé de 40 ans, gros, blond, sujet à de fréquentes extinctions de voix, avec douleur cuisante au larynx, *comme s'il était à vif.*

17 mars 1832, enflûre de l'arrière-bouche, sans tumeur des amygdales, membrane pharyngée, d'un rouge-brun ; déglutition douloureuse, cependant moins que ne l'est l'acte du parler ; la sensation d'écorchure que le malade ressent au larynx, augmente en marchant à l'air libre, et sur-tout en montant des étages.

Paris 30°°. En trois jours toutes les apparences d'une guérison, que l'on consolide par un traitement antipsorique de précaution.

86e *Observation.*

AFFECTIONS CHLOROTIQUES.

Fille de 24 ans, pâle, jaune, languissante,

règles précaires et irrégulières, est tourmentée par un gonflement de l'abdomen et de l'épigastre, avec sensation de chaleur brûlante dans ces régions et à la gorge. Après chaque repas, vomissemens précédés de renvois aigres.

13 mars 1832. *Bellad* 30°°.

17. — La malade, depuis le remède, n'a rejeté ses alimens que deux fois.

24. — Elle ne vomit plus du tout ; son teint est meilleur ; elle éprouve encore quelques renvois aigres et de la chaleur au pharynx, dont la membrane est rougie, *pulsat.* 18°.

27. — Plus de rapports acides ; bonne digestion ; teint naturel.

La guérison s'est, depuis, confirmée.

87e *Observation.*

Une jeune personne de quatorze ans, non menstruée, légèrement chlorotique, maigrit depuis quelque temps, éprouve des coliques avec constipation, nausées, anorréxie ; langue saburrale ; léger mouvement fébrile le soir ; crampes sous les pieds et dans les jambes.... Les derniers symptômes et la plupart des autres se dessinaient dans ceux de *anemone pratensis*, indiquée aussi par l'âge de puberté.

5 mars, *anem. prat.* 30°.

6. — Les symptômes énumérés ont disparu; il leur a succédé une sorte de fluxion erysipélateuse sur les deux jambes... (symptôme positif du remède.) On le laisse agir.

8. — la malade va mieux.

12. — Elle a recouvré son teint naturel, sa santé. La menstruation s'établit le 20.

88e *Observation.*

TOUX HYSTÉRIQUE.

Demoiselle de vingt ans, forte, bien constituée, affectée depuis plusieurs mois d'une toux convulsive, semblable à l'aboiement d'un dogue, avec gonflement abdominal, boulimie, dysménorrhée, pesanteur dans les régions hypochondriaques, pâleur de la face, état qui a résisté à tous les antispamodiques de la pharmacopée, àl'air des champs, aux bains froids, au lait d'ânesse, aux saignées, etc., prend, le premier février 1831, une dose de *conium maculatum* 30°.

6. — Amélioration prononcée.

16. — Irruption sans malaise des règles qui coulent plus abondamment que de coutume... La malade abandonne son régime, et la toux n'est pas revenue.

89e *Observation.*

Une demoiselle de 22 ans, brune, forte, pâle, est affectée depuis plusieurs années d'une toux convulsive dont les accès se rapprochent chaque jour davantage. Quand elle tousse ou quand elle rit, douleur vive et lancinante au synciput; pareille douleur se fait ressentir au dos lorsque la malade est assise; voix rauque, gencives gonflées; dents vacillantes sans être altérées; menstruation précaire; appétit diminué; digestions lentes; borborygmes; tuméfaction brusque de l'abdomen, alternant avec affaissement également instantané; constipation et soif.

1 février 1832, *strychnos* 3oo, qui répond à la plupart de ces symptômes.

7. — Sans aggravation appréciable, amélioration sensible dans l'ensemble des désordres. *Carbo vegetabilis* 30°°°.

2 jours après le remède, mieux plus prononcé; toux rare, voix moins rauque, mais les dents vacillent encore, les gencives sont rouges et sensibles.

12. — *Mercure soluble* 6°°., prompte action de cette substance sur les gencives et les dents

qui se raffermissent; la malade se trouve bien jusqu'au 19 mars — A cette époque elle contracte un coryza aigu qui cède à deux doses d'*aconitum* 30°. Sa santé depuis lors est bonne. J'avais soigné cette demoiselle depuis deux ans par les moyens allopathiques et n'avais obtenu que de légères et peu durables améliorations.

90e *Observation.*

HYDROPÉRICARDE.

Une femme de 60 ans, bien constituée, a eu la gale à 16 ans, et a cessé d'être réglée à 42, au sortir d'une couche; elle ressent depuis plusieurs années de la gêne à respirer, de l'oppression dans la marche, principalement pour monter; pincemens au cœur; palpitations; de tems en tems fièvre avec concentration et intermittence du pouls; de fréquentes saignées du bras, des applications locales de sangsues, aidées tantôt par des sédatifs tantôt par des diurétiques légers, procurent un soulagement passager; mais en 1831 tous les symptômes s'aggravent: on reconnaît l'existence d'une hydropéricarde. La main appliquée sur la région précordiale et l'auscultation médiate décèlent une fluctuation manifeste. Il y a de la toux, de l'orthopnée ; pouls lent, dur, irrégulier ; gêne, anxiété, suffocation lorsque la malade veut se coucher ; syncopes; bouffissure de la face et des membres ; lèvres et ongles bleues; urine rare; etc., une médication énergique maîtrise un tems ces symptômes fâcheux, et la malade recouvre une apparence de santé qui s'évanouit après une courte durée, pour faire place de nouveau aux symptômes énumérés ci-dessus. A cette époque, déjà familiarisé avec les ressources de la méthode homœopathique, j'en fis la proposition, que la malade ne repoussa point. Les symptômes *arsénicaux* représentant la plupart des apparitions morbides précédement décrites, on débute par un seul globule de la dernière atténuation..... Deux heures après, douleurs lancinantes dans la région du cœur; respiration plus libre; nuit suivante meilleure; moins d'oppression le lendemain; pouls plus régulier; les lèvres, la langue, les ongles moins bleues; la malade mange deux potages au gras sans en être fatiguée. Le surlendemain œdème plus prononcé aux jambes, (effet homœopathique du remède); il disparaît deux jours après. Pendant un seul jour, sorte de diarrhée bilieuse sans coliques. (Symptômes du médicament.)

Telle est l'amélioration, au huitième jour, que la malade croit pouvoir se dispenser d'un plus ample traitement; les accidens reparaissent au bout d'un mois. *Tinct sulph.*, *calcarea*, *carbo veget.* et *lycopod.* ont procuré une guérison solide.

91e *Observation.*

AFFECTION SPASMODIQUE DU COEUR.

Une femme de 38 ans, grasse, brune, forte, a été atteinte d'affection syphilitique et a subi un traitement approprié; depuis deux mois elle éprouve, avec une violence de jour en jour progressive, les accidens suivans : toux continuelle, plus forte la nuit; bouche sèche; nausées; dyspnée avec sensation de froid autour du thorax et dans le dos; spasmes; angoisses et palpitations de cœur; la nuit crampes douloureuses dans la poitrine qui se prolongent plusieurs heures, éloignent le sommeil et forcent la malade à rester levée.

27 février; *ars.* 30°°; mieux dès le même jour.

10 mai; la malade n'éprouve pas d'autre

malaise qu'une certaine lenteur à digérer : *n. v.* 30°.

15 — mieux.

21 mai ; retour de toux et de dyspnée avec vomituritions le matin. (La malade avait respiré du chlore) *n. v.* 30°°... Mieux.

9 — *ignatia* 12° ; Les jours suivans tout va bien.

92e *Observation.*

CÉPHALÉE.

Une femme de 36 ans, maigre, deux mois auparavant a essuyé un commencement d'asphyxie par la vapeur du charbon, et conserve depuis cette époque : douleur de pression permanente sur les tempes ; pulsations, des artères temporales ; coliques ; règles précaires et tardives ; symptômes dessinés dans ceux de *pulsatille* 30°. qu'elle prend le 2 mars.

3 — Exaspération des symptômes, puis jusqu'au 12 mieux progressif. La céphalalgie a cédé mais, il reste un point douloureux dans l'orbite du côté droit.

Ce symptôme cède à *belladona* et à *acid. nitr.*

93e *Observation.*

NÉVRALGIE TEMPORALE CHRONIQUE.

Une femme de 36 ans, brune, maigre, peu colorée, tourmentée de chagrins domestiques. — Depuis 10 mois, névralgie soupçonnée de cause rhumatismale, occupant la moitié gauche de la tête y compris un côté de la langue... Les accès douloureux, long-temps variables dans leur durée comme dans leur retour et leur intensité, affectent depuis quelques semaines la périodicité quotidienne. Cette maladie a résisté aux divers moyens préconisés en pareil cas : émolliens, saignées locales, générales, anodins, stupéfians, vésicatoires, potasse caustique, tout a été épuisé; elle a récemment fait usage du quinquina sous diverses formes. Les accès se répètent journellement vers le soir, durent toute la nuit et une grande partie de la matinée. Dans l'intervalle des paroxysmes il ne persiste qu'un engourdissement douloureux sur la tempe, le sourcil et la branche du maxillaire inférieur du côté gauche. L'accès débute par des éclairs de douleurs qui, partant de la tempe, où ils sont toujours plus vifs et plus lancinans, se prolongent à l'œil siége de scintillations et de larmoiement, à la langue (dont la gauche moitié devient saburrale dans ce seul moment), à l'oreille, à la mâchoire et au bras du même côté ; la douleur est parfois intolérable, s'accompagne d'angoisse, de réaction fébrile, d'érétisme nerveux général ; urines très limpides pendant le paroxysme ; pouls serre, petit, fréquent, irrégulier.

La malade prend, le 29 mars, dans la journée, une demi-goutte de la 30e atténuation de la teinture d'*atropa belladona*... le paroxisme, le soir de ce jour, paraît plutôt que d'ordinaire et s'accroît pendant la nuit d'une manière effrayante. Appelé vers la malade que je trouve en proie à un spasme horrible, avec claquement de dents, perte de connaissance, froid des membres, pâleur extrême, j'oppose de suite l'odeur du camphre à l'action trop vive de *bellad.* Cet antidote nous donne plein succès et la malade revenue à elle-même nous assure qu'elle a senti *un coup porté à son mal*, (sa propre expression); la douleur, cette fois, s'était étendue jusqu'au pied gauche, ce qui ne lui était jamais arrivé.

30. — Elle prend un seul globule de la même atténuation du même remède : ce soir là l'accès est retardé ; la malade passe la première bonne nuit qu'elle ait eue depuis fort long-temps. L'accès revient néanmoins, le matin, mais plus faible qu'à l'ordinaire ; celui du 31 manque ; seulement une torpeur importune occupe le siége habituel de la névralgie. L'approche des règles devenues précaires depuis quelque temps, nous engage à prescrire le

2 mars *pulsat.* 18^{oo}

3 — La névralgie reparaît en variant de siége, gagne la nuque, la partie correspondante de la tête, les oreilles ; elle est peu intense et son point de départ paraît toujours la tempe. Les règles coulent plus abondantes que de coutume, sans exercer d'influence sur la névralgie dont les paroxysmes s'établissent peu à peu à des heures irrégulières, en augmentant chaque jour de violence.

9 — *Mercur. solub.* 4^{oo} ; 3 heures après, exacerbation violente de 3/4 d'heure ; suivie d'un calme plus complet que jamais.

10 — Très léger engourdissement de la tempe gauche où la malade éprouve une sen-

sation d'acide (c'est, dit-elle, comme si l'organe du goût était placé là et que j'y eusse du vinaigre).

16—De nouveau, *bellad.* 30°; trois petits paroxysmes suivis chacun d'un calme intermédiaire pendant la journée du 17.

La nuit suivante, douleur légère.

18 — Calme complet; la névralgie ne reparaît plus. La malade conserve pendant quelques semaines sur la région temporale gauche une sorte de pression incommode qui se dissipe graduellement et fait place à un état de santé parfaite et soutenue.

94ᵉ *Observation.*

NÉVRALGIE FRONTALE.

Une femme de 43 ans, grosse, grasse, bien réglée, est affectée depuis onze ans d'une névralgie qui revient périodiquement tous les sept jours, occupe les deux sourcils, les tempes, et s'étend de là au sommet de la tête et à l'angle interne des yeux. La douleur précédée de fourmillemens brûlans, éclate tout-à-coup comme un choc électrique, avec un caractère lancinant et lacérant, et dure de cinq à huit heures. Pendant l'accès, les parties douloureuses rougissent, les veines se gonflent, les gencives se tuméfient, il y a salivation et saburre linguale. Une seule dose de *mercure soluble* 6ooo, prise le 4 mai 1832, avance de cinq jours le retour de l'accès qui est plus violent qu'à l'ordinaire, et le dernier.

95e *Observation.*

NÉVRALGIE ORBITAIRE.

Jeune dame de 23 ans, a pris en vain du sulfate de kinine, de l'opium et d'autres remèdes allopathiques pour une ophtalmodynie opiniâtre et quotidienne, aux heures du soir. L'œil droit rougit, se gonfle, la paupière est abaissée, il s'en écoule des larmes brûlantes ; la douleur naît tout à coup, commence par un picotement semblable à celui de plusieurs épingles, devient brûlante et déchirante, retentit aux alentours et s'évanouit en laissant la partie long-temps engourdie et comme paralysée. 12 février 1832, *belladona* 24oo est couronnée d'un plein succès; l'accès du jour a lieu, mais celui du lendemain et les suivans manquent tout-à-fait.

96e *Observation.*

NÉVRALGIE SUS-ORBITAIRE.

Homme de 50 ans, maigre et bien portant d'ailleurs, est tourmenté depuis 3 ans, malgré les tentatives de la médecine allopathique, par une névralgie faciale se montrant à jours variables, sans rapport déterminé avec les vicissitudes atmosphériques, ou la situation morale du malade. De brusques éclairs de douleurs partent de la pommette droite et vont se perdre à l'angle de la bouche, à l'aile du nez, au palais, à la base de la langue; pendant l'accès, le patient ne peut parler sans augmenter ses douleurs; l'on observe des mouvemens convulsifs des lèvres et des muscles de la face. Le caractère du mal est tensif, comprimant; il semble au malade que tout est meurtri et, par instant, que les parties souffrantes sont *arrachées*. (Ces symptômes sont assez bien dessinés dans ceux du colchique d'automne).

18 mai, *colchicum aut.* 12°°. la prosopalgie ne reparaît pas, et l'engourdissement habituel du côté droit de la face se dissipe.

26. — Léger retour d'accès névralgique à la suite d'une inquiétude morale (circonstance qui n'influait pas avant le traitement) *anacardium* 10ᵉ suivi d'une guérison sans récidive.

97ᵉ *Observation.*

SQUIRRHE DES MAMELLES.

Femme de 34 ans, brune, forte, grasse, accablée de chagrins domestiques, a fait un enfant qu'elle n'a pas allaité. Pendant sa grossesse, elle s'est aperçue de l'existence d'une tumeur située dans l'épaisseur de la glande mammaire droite, tumeur ovoïde, dure, mobile, indolente et de la grosseur d'un œuf de dinde; six mois après sa couche, l'engorgement commence à devenir douloureux : on le traite par tous les moyens connus jusque alors; et, en définitive, on ne voit de ressources que dans l'ablation de la portion indurée; la malade s'y refuse et veut tenter la méthode homœopathique. Elle prend, le 19 avril 1833, *matricaria* 12ᵒᵒ. De ce jour, les douleurs lancinantes disparaissent comme par enchantement, la malade palpe impunément sa tumeur, sans y éprouver la moindre sensibilité (J'ai répété l'expérience sur plusieurs tumeurs cancéreuses du sein. L'usage de cette substance m'a offert les mêmes effets.)

25 du même mois, *Tinct. sulphuris* 30°.

10 mai, légers retours de douleurs lancinantes, mais diminution sensible dans le volume de la tumeur.

25. — Décroissance plus remarquable encore.

10 juin, *conium maculatum* 30°.

15 juillet, la tumeur est réduite au volume d'une noisette, *phosphore* et *silice* ont achevé la cure.

98e *Observation.*

CANCER DES MAMELLES.

Une fille de 47 ans, brune, grande, portait, depuis 9 ans, au sein droit une tumeur carcinomateuse, adhérente, bosselée, d'un volume égal aux deux poings fermés, veinée de noir; glandes subaxillaires; douleurs lancinantes, etc.

Les journaux de l'école nouvelle contiennent plus d'une histoire de tumeurs squirrheuses et carcinomateuses amenées à leur guérison. Moi-même ai vu à Leipsig le sujet d'une de ces cures, et ma pratique m'offrait alors l'observation de quatre tumeurs squirrheuses du sein en voie de résolution. Ces motifs ne suffisaient pas pour autoriser l'espoir de guérir le cas présent. Mais, curieux d'observer, je cédai au désir de la malade qui avait depuis long-temps abandonné tout remède allopathique.

2 mars —*Matricaria* 6°° : une heure après, les douleurs du sein disparaissent comme par enchantement et font place à une forte diarrhée bilieuse, accompagnée de douleur lombaire et d'une coxalgie violente (symptômes bien connus de *matricaria*). Ces phénomènes se soutiennent pendant deux jours et cessent sans réapparition d'elancemens douloureux dans le sein. La malade palpe sa tumeur et frappe dessus sans y développer la moindre sensibilité.

7, 8, 9. —Même état.

12. —*T. sulphuris* 30°°. Les douleurs du sein reparaissent. Ne voulant pas pousser plus loin l'expérience, mes efforts tendirent à persuader à la malade l'urgente nécessité d'une opération qui présentait encore des chances de succès.

99ᵉ *Observation.*

AFFECTION SCROFULEUSE AVEC LUXATION SPONTANÉE COMMENÇANTE.

Melle B., 7 ans, blonde, peau fine et d'un blanc rosé, seule fille survivant à ses trois sœurs que des affections scrofuleuses ont enlevées, ressent elle-même les atteintes de cette affreuse maladie dont sa mère prévoit le terme funeste. L'allopathie a déjà tenté plusieurs moyens avec aussi peu de succès que pour les autres enfans de cette mère affligée.

Tableau de la maladie. Pâleur du visage ; faiblesse ; flaccidité des chairs. Plusieurs glandes sont engorgées au col, sous le menton, sous le bras ; fistule suppurante à la joue gauche ; carie des os du métacarpe qui est déformé ; claudication occasionée par un empâtement de la hanche droite, avec alongement d'un pouce et demi du membre de ce côté. On consulte par écrit le docteur homœopathiste Mülhenbein de Brunswick, et le traitement est dirigé par nous.

2 mai 1833. —On alterne d'abord *phosphor* et *graphites*. En moins de 15 jours changement remarquable.

1er juin. —L'enfant marche sans boiter ; son teint brunit ; ses chairs s'affermissent. *Baryta, silicea* et *calcarea* ont complété la guérison.

100e *Observation.*

OPHTALMIE SCROFULEUSE AVEC OPACITÉ DE LA CORNÉE.

Melle D., 11 ans, d'une intelligence précoce, traitée allopathiquement depuis l'âge de quatre ans, pour une ophthalmie scrofuleuse qui s'aggrave de jour en jour.

Tableau de la maladie. Au 17 août : face bouffie et rouge ; agglomération de glandes engorgées au col, quelques-unes en suppuration ; la bouche et le nez déformés par un gonflement scrofuleux et des amas de croûtes ; yeux gros, enflés, qu'il est presque impossible d'ouvrir ; paupières privées de cils, suppurant à leurs bords et laissant échapper des larmes qui causent, au passage, une douleur de brûlure et de cuisson. En écartant un peu les paupières, les parties constituantes de l'œil sont confondues dans une masse rouge foncé, inégale et bosselée à l'endroit de la cornée. L'enfant aperçoit cependant un peu la clarté du jour. Douleurs vives, lancinantes dans la profondeur des cavités orbitaires; tête pesante; appétit nul; coryza sec, etc.

La jeune malade a pris depuis cette époque *ac. nitr.*, *sepia*, *euphrasia*, *calcarea*. Son traitement n'est point achevé, mais le nez est dégagé, les glandes du col à peu près disparues, les fistules taries, les paupières naturelles, la conjonctive revenue à l'état de blancheur qui lui est propre. L'enfant y voit, la cornée redevenue plane n'offre plus qu'une taie grise et transparente que l'on voit *s'effacer* journellement.

101e *Observation.*

TUMEUR BLANCHE DU COUDE GAUCHE ET CARIES SCROFULEUSES.

Un adolescent, 11 ans, maigre, chétif, pâle, affecté depuis cinq années de plusieurs caries, dont une a déformé le pied droit et alimente sur le dos du métatarse une plaie suppurante. Le bras au-dessus du coude gauche est réduit par l'atrophie à un pouce de diamètre, tandis que le coude, transformé en tumeur blanche, offre une circonférence de 15 pouces, est ulcéré en divers points, et ne permet pas l'exécution du mouvement articulaire. Les parens reculent devant la pénible ressource d'une amputation proposée par les chirurgiens comme unique moyen de sauver la vie au jeune homme. Ils le confient à l'homœopathie le 15 mai 1831. Sous l'influence de *staphysagria* 30° on observe déjà du mieux le 21 du même mois; mais en même temps il se forme un nouveau dépôt froid sur le coude-pied droit.

25 juin. —Ce dépôt s'ouvre; il en sort un fragment d'os carié. Sous l'influence d'*ac. nitr.* la tumeur blanche se réduit à vue d'œil, les plaies se cicatrisent, et le malade exécute peu à peu de légers mouvemens de flexion et d'extension.

2 août. —Mouvemens du coude parfaitement libres; le jeune malade soulève des fardeaux avec son bras revenu, en dessus du coude et même à la place de la tumeur, à son calibre ordinaire. L'aspect du visage, l'état des forces, la gaîté du sujet, contrastent singulièrement avec son état antérieur au traitement.

15 août. —On le considère comme guéri; mais je réclame une année de soins homœopathiques afin d'obtenir une réforme complète

dans sa constitution, et le mettre à couvert d'une rechute. Les modificateurs employés dans ce traitement ont été successivement : *staphysagria* 30°, *àcid. nitr.* 30°, *assa fœtid.* 30°, *silicea* 30°, *phosphor.* 30°, *sepia* 30°.

Des médecins, témoins de ce fait, se sont écriés : c'est une guérison spontanée ; la nature a fait un effort en faveur de ce sujet. —Sans doute la nature a fait un effort : nous n'en avons jamais douté. Et croyez-vous, Messieurs, avoir jamais eu la puissance de guérir sans le secours de la nature ? Mais pourquoi, chez notre jeune homme, la nature attendait-elle justement, pour développer sa force médicatrice, qu'il eût pris un atôme de stàphysaigre ? C'est qu'il lui fallait à cette nature endormie une impulsion favorable ; la médecine vulgaire n'avait pas le pouvoir de lui fournir cette impulsion ; voilà tout.

NOTES.

(*a*) Parmi les hommes qui ont les premiers ouvert les yeux, et travaillé avec le plus d'ardeur à la réforme médicale, nous pouvons nommer les docteurs Kisselback, à Hanau; Plaubel, Kaiser, Schindler, à Gotha; Stapf, Messerschmidt, à Naumbourg; Stüler, à Berlin; Gross, à Juterborg; Franz, Hartmann, Haubold, Hornburg, Müller, Schubert, Langhammer, Gutmann, etc. à Leipzig; Hartlaub, Mülhenbein, à Brunswich; Trinks, Wolf, Brunnow, Schwarze, Hedder, Helvig, Mordof, à Dresde, Schaller, Lövy, à Prague; Marenzeller, Lichtenfelz, Schmidt, Necker, Lowe, Wrecha, Wertheim, Lœderer, Meuz, Schäfer, Güntzel, Weith, Brüder, etc., à Vienne; Hartung, à Salzbourg; Widmann, Roth, Reubel, Ringseis, à Munich; Griesselich, à Carlsruhe; Mayer, Muller, Braun, Bakody, à Raab; Bigel, à Varsovie, etc., etc.

Si nous sortons de l'Allemagne nous trouverons, entourés d'une grande célébrité, les docteurs Hermann, à Pétersbourg; Mauro, Pezillo, Dehoratüs, à Naples;

Quin, Belluomini, à Londres, etc. Si l'on voulait, aux noms de ces zélés propagateurs, joindre celui de tous les convertis ou demi-convertis qui commencent à s'occuper d'homœopathie, en Europe et en Amérique, l'énumération serait trop longue et toujours incomplette; mais nous ne pouvons passer sous silence le nom du docteur Hering, de Surinam, qui a éprouvé le venin des serpens, et qui poursuit ses recherches sur les spécifiques avec une ardeur presque égale à celle de Hahnemann lui-même, qui, jouissant d'une florissante santé malgré les essais continuels qu'il a si long-temps faits sur lui-même, et doué, quoique octogénaire, d'une étonnante puissance de travail, est encore celui qui fait avancer le plus la science nouvelle.

Notre France progressive ne peut rester long-temps en arrière; elle compte déjà un nombre assez imposant de médecins homœopathistes. Nous en connaissons à Althkirch (Haut-Rhin), à Bordeaux, Châlons, Colmar, Dijon, Grenoble, Limoges, Luxeuil, Mülhouse, Nimes, Paris, Riom, Rouen, Thannes, Vesoul, Vienne, etc., etc. On appréciera les raisons de convenance qui nous empêchent de les désigner par leurs noms.

Les principaux adversaires de la méthode (en France il n'en est jusqu'ici que d'obscurs), sont encore, à Leipsig, les docteurs Clarus, Heinroth, Süg; à Darmstadt, Wedekind; à Vienne, Muckifel, mais aucun d'eux a-t-il pris la peine de sonder la question?

(*b*) Il n'y a pas de spécifiques en médecine, s'écrient la plupart de nos physiologistes; si l'on voit échouer quelquefois le mercure, l'iode, le quinquina, ils ne sont donc pas spécifiques. Les médicamens échouent quelquefois, il est vrai, par ce que leur application n'est pas rationnelle; le médecin qui ignore les effets purs des médicamens, qui n'a d'autre guide que notre aventureuse thérapeutique de l'école, fait, dans certains cas, une trop large application de ce petit nombre de substances reconnues spécifiques par nos devanciers, et méconnait d'autres cas où ces substances deviendraient propres à atteindre les parties où siège une irritation analogue à celle qu'elles peuvent faire naître.

Ce mot de spécifique, long-temps en honneur et long-temps frappé de discrédit, a été, dans les dernières phases de nos écoles, prononcé communément avec un profond dédain. La doctrine de Brown, avec ses reflets diversement colorés chez nous, a dû nécessairement exercer une grande influence sur cette manière de juger la spécificité des remèdes. Il y a sans doute du mérite et de la force de tête à généraliser, à rallier les faits épars autour d'un seul fait, à dire, par exemple : que tous les maux tiennent à des nuances différentes d'excitation, que tous les remèdes sont des excitans à divers degrés, etc.

Ces conceptions d'hommes, ordinairement supérieurs, ont le funeste avantage de soumettre le vulgaire avec le plus grand empire, précisément parce qu'elles s'accommodent très bien à son indolence et à sa vanité, le dispensent de travaux, lui fournissent dans une phrase commune, la réponse à toutes les questions, et l'improvisent maître de son sujet, pour ainsi dire, du jour au lendemain. Telle fut la fortune du

Brownisme parmi nous, telle a été celle de plusieurs réformes en médecine..... Après cela quel besoin de compulser les travaux des siècles?

Quand on crut les fievres intermittentes convaincues de tenir à la débilité, le quinquina fut réputé le prince des excitans. — Mais pourquoi l'absynthe, le ménianthes, la centaurée, le marrube, etc., excitans comme lui, n'avaient-ils pas ses vertus?

Malgré les démentis donnés souvent par les résultats de la thérapeutique, à ces larges et commodes théories, malgré la persévérance de certains praticiens à conserver religieusement des formules reconnues par eux comme investies de pouvoirs spéciaux difficiles à remplacer, on a vu long-temps la foule présomptueuse et bruyante du monde médical, proclamer que les spécifiques, rêves de nos pères, ne pourraient supporter le grand jour du siècle des lumières.

Sans méconnaître l'admirable unité de la vie et les liens mystérieux qui, enchaînant les fonctions, leur fournissent la faculté de se suppléer mutuellement, il n'en est pas moins vrai que chaque système, chaque appareil, chaque organe, chaque fibrile paraît avoir sa constitution propre, sa sensibilité, son instinct, ses forces, ses affinités électro-chimiques pour tels modificateurs et non pour tel autre. Le nerf optique, quelque soit la configuration de l'œil chez l'animal où on l'étudie, n'a-t-il pas sa spécialité? Le nerf qui préside à l'acte respiratoire fait, dans certains mollusques, d'immenses détours pour parvenir à l'organe bronchial qui a besoin de lui et de lui seul. La masse homogène du cerveau n'a-t-elle pas dans ses diverses portions des fonctions spéciales?

Les modificateurs extérieurs n'agissent-ils pas tous spécialement sur nous? les alimens, les boissons n'offrent-ils pas de leur côté une foule d'actions spécifiques? la bierre de Bruxelles provoque momentanément une violente rétention d'urine, le vin de tel coteau produit l'insomnie, celui de tel autre un sommeil profond, celui-là brise les coudes, celui-ci la tête, tandis que cet autre enchaîne les jambes. La groseille et non la framboise couvre quelquefois la peau d'une éruption passagère très remarquable. La pomme reinette a une autre réputation, l'asperge une autre. etc. Il ne s'agit point ici de donner comme authentiques toutes les propriétés spéciales, distinctes, souvent inattendues et bizarres des divers alimens; nous voulons seulement rappeler qu'ils diffèrent dans leurs actions, et que pour eux comme pour les médicamens tout ne se réduit pas à exciter plus ou moins, à nourrir plus ou moins. Les virus ne sont-ils pas tous spéciaux? Les agens physiques et chimiques n'agissent-ils pas chacun à leur manière? Les médicamens ne sont-ils pas incontestablement les uns diurétiques, les autres sudorifiques, vomitifs, purgatifs, syalagogues, etc.

Toutes considérations ne portent-elles pas à conclure que c'est par l'étude minutieuse et analytique des effets purs des agens médicaux sur l'homme et les animaux, que l'on pourra faire sortir notre matière médicale de la triste nullité où la laissent depuis si long-temps nos dédaigneux faiseurs de généralités. Or le médecin sage verra-t-il sans intérêt une école qui concourant en cela à la régénération qui se prépare dans toutes les sciences, consacre de grands travaux et des expériences rigoureuses à la recherche des spécifiques?

(*c*) A une époque où presque tout est remis en question dans les sciences non mathématiques, il n'est permis d'être ni ontologiste, ni complètement physico-chimiste. Rappelons en passant que, pour nous, les mots vitalité, force vitale, puissance dynamique, (mots vides de sens en eux-mêmes) ne sont que l'indication de cette loi, de cette force inhérente à la matière organisée, en vertu de laquelle s'exécutent les mouvemens vitaux, et s'exercent ce que nous avons appelé sympathies organiques; loi d'attraction et de répulsion qui laisse soupçonner sa nature électrique, et sans laquelle on ne peut nullement se rendre compte des actes de la vie des végétaux et des animaux, des combinaisons moléculaires, des courans de fluides, de la concrétion de ces derniers, de leur union aux solides, des phénomènes de l'irritation, des congestions, des transformations de tissus, de la cicatrisation, des productions anormales qui nous apparaissent qnand l'art n'y peut plus rien, et, long-temps cachées, nous font traiter les plaignans de malades imaginaires. L'art médical, contre tous ces produits d'une force electro-chimique particulière aux êtres organisés vivans, se voyait obligé de décliner son impuissance; c'est que les agèns impondérables des mouvemens vitaux ne pouvaient utiliser ces doses matérielles de drogues, contre lesquelles réagit la vitalité des tissus. Or, si l'on nous annonce que des médicamens connus agissent mieux par suite d'une préparation qui, ébranlant leur matière, en développe la vertu innée; si l'on nous dit qu'un grand nombre de corps, inertes dans leur état grossier, deviennent, à l'aide de la trituration, de la dilution, de l'agitation des modificateurs puissans de l'action moléculaire, pourquoi n'y pas chercher les moyens d'imprimer aux combinaisons des molécules organiques une tendance curative? (*Biblioth. homœop.* 1re *année*, 6e cah.)

(*d*) Liste d'une partie des Ouvrages homœopathiques :

Allgemeine homœopatische Zeitung, publié par G. W. Gross, F. Hartmann et F. Rummel.

Albrecht. Ars medendi homœopathica ejusque cultores medicamenta ipsi preparantes coram tribunalis juris et politiæ medico, Liepzig, 1828.

— Die Homœopathie von den Standpunkte des Recht und der Medizinalpolizei. Dresde, 1829.

— Allopatische und Homœopatische Leucht und Brandkuglen, Leipzig, 1830.

Annalen der homœopatischen Klinik, de Hartlaub et Trincks, Leipzig, 1830, 1831, 1832; 4 cahiers par an.

Balogh. Akafé. Munhu batjai. S. Hahnemann, 1829.

Bergmann. Anweisung die venerischen Krankheiten zu heilen, Leipzig. 1825.

Bigel. Examen théorique et pratique de la méthode

curative du docteur S. Hahnemann., Varsovie, 1827, 3 vol. in-8.

— Manuel diététique de l'homœopathie, Lyon, 1833, in-8.

Boenninghausen. Systematisch-alphabetisches Repertorium der antipsorischen Arzneyen, Leipzig, 1833.

— Uebersicht der Haupt-Wirkungs-Sphære der antipsorischen Arzneyen, Münster, 1833.

— Essai d'une thérapie homœopathique des fièvres intermittentes, trad. de l'all., par T. de Bachmeteff et T. Rapou, Paris, 1833, in-8.

Brandes. Beleuchtung der Homœopathie vom pharmazeutischen Standpunkte, Lemgo, 1823, in-8.

— Eine Bezeichnung der 24 Verdünnung eines Tropfnes Finger-extract.

Briefe eines Homœopatisch-geheilten an die künftigen Widersacher der Homœopathie. Heildelberg, 1829.

Brunnow. Organon de l'art de guérir, 4e édition, traduction de l'allem. de S. Hahnemann, Dresde, 1832.

Caspari. Bibliothek für die hom. Medizin und Materia medica, Leip., 1827.

— Untersuchungen über die specifischen Heilkrafte der Büchenkohle and deren Anvendung gegen Krankheiten, Leip., 1826.

— Dietetischer Katechismus.

— Homœopatischer Dispensatorium, Leipzig, 1825.

— Erfahrungen in der Homœopathie, Leip. 1823. in-8.

— Homœopatischer Haus-und-Reise-arzt, Leip., 1826.

— Unumstoslicher, leichtfasslicher Beweis für die in den Gesetzen der Natur begründete Wahrheit der homo. Heilart, Leip. 1828. — Traduit en français, Bayeux, 1830, in-8.

Eichorn. Uber mediz. Erfahrung und prakt. Medizin, 1827.

Erdmann. Bemerkungen über medizinische Pfuscherei und Vorschlaege, ihr abzuctsen, 1825.

Fischer.—Uber Homœopathie (in Hufeland's Journal), 1828.

— Die Homœopathie vor dem Richterstuhle der Vernunft, Dresd., 1829.

Frolich von Frolichsthal, Unpartheysche Erinnerung über die Hahnemannische sogenannte hom. Kurmethode.

Germanus. Homœopat. Selbst-Kur oder vollstaendige Ansicht der Studien der Homœop. etc. Dresd.

— Die Homœopathie in ihren Widersprüchen, Dresde, 1830.

Griesselich. Skizzen aus der Mappe eines reisenden Homœopathen, Karlsruhe, 1832.

Grohmann. Diss. sistens animadversiones in homœopathiam, Vienne, 1825.

— Ueber das Heilungsprinzip der Hom. Vienne et Trieste, 1826.

Groos. Ueber das hom. Heilprinzip, Heidel., 1825.

Gross. Dietetisches Handbuch, Leip., 1829.

— Die Homœo. Heilkunst, etc., Leip., 1829.

Gulkerviki. De Homœopathia commentatio inauguralis, etc., Cracovie, 1829.

Gutmann. Ueber die Behandlung der Zahne, etc., Leip., 1828.

Haas. Mémorial du médecin homœopathiste, ou Répertoire alphabétique pour le traitement homœopathique des maladies, trad. de l'allemand, par A. J. L. Jourdan, Paris, 1834, in-24.

Hahnemann. Die Allopathie. Eine Warnung für Kranke aller Art. Leipz., 1831.

— Reine Arzneimittellehre, 2e édition, Dresde, t. I. 1822, II 1824, III 1825, IV 1825, V 1826, VI 1827, in-8. — Les t. I et II, ont été tratuits en latin par E. Stapf, G. Gross et E. G. de Brunow, sous le titre de *Materia medica pura*, Dresde, 1828, 2 vol. in-8. — Une traduction française complette, par le docteur Jourden, va être publiée à Paris sous le titre de *Traité de matière médicale pure*, 3 forts volumes in-8.

— Die chronischen Krankheiten, Dresde, 1828-1830, 4 vol. in-8. Traduit par le docteur Jourdan, sous le titre de *Doctrine et traitement homœopathique des maladies chroniques*, Paris, 1832, 2 vol. in-8.

— Organon der Heilkunst, 4e édition, Dresde, 1829. Traduit par le docteur Jourdan, sous le titre de *Exposition de la doctrine médicale homœopathique, ou Organon de l'art de guérir*, Paris, 1832, in-8.

Hartlaub. Systematische Darstellung der reinen Arzneiwirkungen, Leip., 1824 à 1829, 9 vol. in-8.

— und Trinks Reine Arzneimittellehre, Leipzig, 1828-1831, 3 vol. in-8.

— Annalen der Homoœ. Klinik, 1830-1832.

— Kurzer Abriss der Homo. Heilmethode, zur Belehrung für Laien, Leipzig, 1829.

— Katechismus der Homœop., Leip., 1824.

— Kunst die Gesundheit, etc., Leip., 1831.

— Tabellen für die praktische Medizin, Leipsig, 1829, in-fol.

Hartmann. Diaetetik für Kranke, Dresd., 1829.
— Handbuch für Diaetik, Leip., 1830.
— Praktische Erfahrungen über homò., Leip., 1828.
— Homœop. Pharmacop. etc., Leip., 1829.—Une traduction française, sous le titre de *Pharmacopée homœopathique*, a été publiée par le docteur Jourdan, à la suite de sa traduction de l'*Organon* de S. Hahnemann.
— Therapie der akuten Krankheiten, etc.

Herberger. Die Homœopathie und die übrigen dermalen herrschenden oder die Herschaft suchenden Heilung-Systeme, Ulm, 1829.

Hülfstabellen zu Hahnemanns reiner Arzneimittellehre, 1830, Leipzig.

Hufeland. Ueber Homœopathie, 1830.
— Die Lehre von den Heilungs-Objecten und ihrer Erkenntniss, etc., 1829.
— Die Schüzkraft der Belladona gegen das Scharlachfieber, Berlin. 1826.
Kaiser. Die Hom. Heilkunst Erlangen. 1829.
Kochbuch, rein homœopatisches, Dresd., 1830.
Mükisch. Die Hom. in irher Winde und Kunst. Wien.
Neumann. Würdigung der Homœop.
Niutsch. Bemerkungen über Hom., Hanau, 1826.
Panegyricus aus die Hom., etc., Leip., 1831.
Pezillo. Tentativo accademico per conciliare de discordi opinioni su i principii, etc., Napoli, 1826.
Rau. Ueber die Werth des Homœop. Heilverfahren, Heidelb., 1824.

— Ueber die Erkenntniss und Heilung des Nervenfiebers, Darmstadt, 1829.

Richter. Ueber die Homœop.

Romano. Pura doctrina delle medicine del D. S. Hahnemann, etc.

Rückert. Systematische Darstellung der homœopatischen. Leip. 1830 — 31. 3 vol. in-8.

— Die Wirkungen homœop. Arzneien unter gevisse Bedingungen. Leips. 1833.

— Kurze Uebersicht der Wirkungen der homœop. Arzneien. Leipz. 1832.

Rummel. Die homœop. von ihrer Licht und Schattenseite. Leip. 1826.

Schœnberg. Il sistema medico del D. S. Hahnemann. Napoli. 1822.

Schubert. Heilung und Verhütung der Cholera-morbus. Leip. 1830.

Schultz. Die Medizin des Theoph. Paracelsus, oder die Homœopathik, historisch, vergleichend, systematisch und als Quell der Hom. Berlin. 1831

Schweikert. Materialen zu einer vergleichenden Heilmittellehre. Leip. 1826.

Stapf. Kleine medizinische Schriften von S. Hahnemann. Dresde. 1829. 2 vol in 8.

Tittmann. Die Homœop. in staatspolizeilicher Hinsicht. Meissen. 1829.

Trinks. die Homœop. Dresd. 1830.

Wasserfuhr. Ueber die Homœop.

Weber. Systematische Darstellung. Braunschweig 1830.

—Exposition systematique des effets pathogénétiques

des remèdes purs, trad. par le doct. Peschier, Genève 1833, in 8.

Wedekind. Ueber die hom. Heilmethode.

— Prüfung des hom. Systems. Darmstadt. 1825.

Wendt. Ueber den Gebrauch der Datura Stramo.

Widmann. Ueber die Hom. (in Hufeland's Journal.)

— Dissertatio medicam. homœop. preparat, Munich. 1830.

Wildberg. Einige Worte über die hom. Heilart Leipz. 1830.

— Einige Worte über das Scharlachfieber, etc.

Wolf. Geschichte meiner Bekanntschaft mit der Hom. nebst einigen Erfahrungen.

(*e*) On met toujours en avant la nullité des épreuves que fit Laënnec, dans le temps, à l'hôpital de la Charité, et l'on prétend sous ce prétexte se dispenser de juger par soi-même. Ce professeur ne put obtenir de résultats avec les préparations faites à la pharmacie de la Charité où, d'après le témoignage même de M. Petroz, pharmacien en chef de cet hospice, on n'avait alors aucune notion des procédés décrits par Hahnemann. Depuis quelques mois l'habile chimiste, que nous venons de citer s'est adonné soigneusement à ce mode de préparation, après l'avoir connu et apprécié. Il est en possession aujourd'hui d'une pharmacie homœopathique à peu près complette. Les médicamens qui en sont sortis doivent à la consciencieuse exactitude du préparateur une action fidelle et puissante. Nous ne connaissons encore, à Paris, que la pharmacie de M. Guibourt, 22, rue Feydeau, où l'on puisse se procurer ce genre de médicamens, et se les procurer efficaces. A Lyon nous pouvons indiquer M. Pelletier, pharmacien, rue Sirène, nº 2.

(*f*) Avant d'avoir su, par les expériences de Hahnemann, que le quinquina procure une des espèces de fièvre intermittente (comme les eaux de Barèges occasionnent des douleurs, celles de Wisbaden la goutte, celles de Vichy l'engorgement du foie, etc., etc.), nous étions loin de soupçonner que depuis 1638, époque de l'importation du quinquina en Europe, nous fesions tous de l'homœopathie. Mais dans l'usage que nous fesions du moyen, il nous arrivait de manquer le but, parce que le raisonnement ne présidait pas à une médication qui était encore empirique. Nous ignorions que, si certaines fièvres intermittentes résistent au quinquina, c'est que cette écorce n'est pas homœopathique à tous les cas de ce genre de fièvres; et, lorsqu'elle était bien choisie, nous étions encore exposés à dépasser la dose justement nécessaire pour anéantir les accès périodiques; dès lors nous engendrions la maladie du remède et il en résultait une fièvre tierce ou quarte, tenace, interminable, dont les accès ne faisaient qu'empirer par l'abusif emploi de nouvelles doses de quinquina. Un jeune homme, qui avait consommé, pour combattre une fièvre tierce, 1200 grains de sulfate de kinine, pendant un séjour qu'il fit en Grèce, et plus tard 800 autres grains en France, était, depuis trois ans, dévoré par la même fièvre qui avait résisté et dont les accès se prolongeaient chaque fois pendant 36 heures. Le malade, d'une débilité et d'une maigreur excessives, avait la rate engorgée, ses membres infiltrés. Les antidotes du quinquina et d'autres moyens l'ont rétabli. Quel praticien n'a pas rencontré maint fait semblable ! En surprenant à la nature un de ses plus importans secrets, en nous initiant à l'immuable loi qui préside à la spécificité, S. Hahnemann nous a donné le mot de plus d'une énigme, la clé de plus d'une déception pratique, en même temps qu'il a ouvert cette nouvelle ère médicale, depuis si long-temps espérée.

Honneur au vieillard qui consacra une longue et laborieuse carrière à saper les préjugés et à fonder une vérité ! Exempte d'une partie des maux qui abrègent le cours moyen de la vie humaine, notre postérité plus clairvoyante enfin, appréciera de tels bienfaits; elle rendra gloire à celui que le délire contemporain, poursuivi d'un rire frivole et à qui l'antiquité eût élevé des autels.

Puisse-t-il vivre encore assez pour commencer à jouir de cette tardive justice ! car après eux, que reste-t-il de tous les grands hommes ? une abstraction insensible au triomphe, un nom !

ERRATA.

Page 7, ligne 27, sur die homoopatischen — *lisez* für di homoop.

— 26, — 6, Hartlaubet— *lisez* Hartlaub et.

— 28, — 16, *id.* — — *id.*

— 26, — 13, la profonde — *lisez* l'innombrable.

— 42, — 13, exciter — *lisez* écarter.

— 52, — 23, sont le — *lisez* sont-ils.

— 100, — 18, rgénante — *lisez* régnante.

— 146, — 24, Bonchite — *lisez* Bronchite.

— 159, — 22, Wech Elfieber — *lisez* Wechselfieber.

— 172, — 9, polyarthite — *lisez* polyarthrite.

TABLE DES MATIÈRES.

AVANT-PROPOS. v.

Exposé de l'homœopathie. 9.

Tableau des médicamens homœopathiques éprouvés jusqu'à ce jour. 43.

Observation critique sur l'homœopathie. 65.

Diététique. 107.

Histoire de maladies. 112.

1re SECTION. MALADIES AIGUES. 113.

OBS. 1—8. *Phlegmasies gastro-intestinales,—gastrites, gastro-entérites. — Fièvres muqueuses, bilieuses, etc.* id.

OBS. 9 — 10. *Ictère, Hépatite,* 129.

OBS. 11 — 14. *Colites Diarrhée, Dysenterie.* 133.

OBS. 15 — 20. *Angine, Amygdalite, Croup, Laryngite.* 137.

OBS. 21 — 29. *Inflammation des organes respiratoires.* 144.

OBS. 30 — 34. *Fièvres intermittentes.* 156.

OBS. 35 — 44. *Rhumatisme aigu, Arthrite, Miotites, Polyarthrites.* 163.

OBS. 45 — 48. *Plegmasies cutanées, Rougeole, Scarlatine, Erysipèle.* 177.

OBS. 49 — 53. *Choléra, Cholérines.* 182.

Obs. 54. *Métrorrhagie.* 189.
Obs. 55 — 56. *Vomissemens de la grossesse.* 191.
2e SECTION. MALADIES CHRONIQUES. 194.
Obs. 57 — 75. *Gastrites, Gastro-entérite chronique, gastralgies Gastrodinies.* 201.
Obs. 76 — 78. *Cistite chronique et orchioncie.* 224.
Obs. 79 — 81. *Rhumatismes chroniques.* 229.
Obs. 22. *Hémiplégie.* 235.
Obs. 83 — 84. *Hémoptysie et Angine chronique.* 237.
Obs. 85. *Laryngite chronique.* 240.
Obs. 86 — 87. *Affections chlorotiques.* id.
Obs. 88 — 89. *Toux hystérique.* 242.
Obs. 90. *Hydropéricarde.* 244.
Obs. 91. *Affection spasmodique du cœur.* 246.
Obs. 92. *Céphalée.* 247.
Obs. 93 — 96. *Névralgies.* 248.
Obs. 97 — 98. *Squirrhe et cancer des mamelles.* 254.
Obs. 99 — 101. *Affections scrofuleuses.* 257.
Notes. 263.
Des specifiques. 264.
Lste d'une partie des ouvrages homœopathiques. 269.

FIN DE LA TABLE.

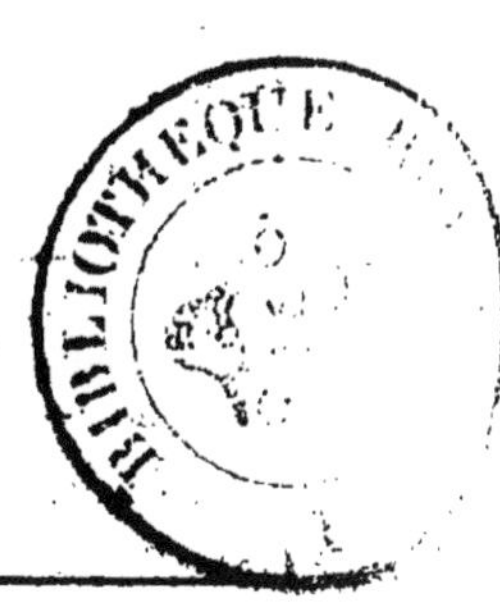

IMPRIMERIE D'HIPPOLLYTE TILLIARD,
RUE DE LA HARPE, N° 88.

www.ingramcontent.com/pod-product-compliance
Ingram Content Group UK Ltd.
Pitfield, Milton Keynes, MK11 3LW, UK
UKHW020130220726
13923UKWH00001B/100